続 事例に学ぶ

CAPAと
その実践

#483 から Warning Letter 発出までの
経過を読み解く

著 古澤久仁彦

じほう

序　文

2014年7月にじほうより『正しい是正措置・予防措置のための事例に学ぶCAPAとその実践』を出版した。発行後5年を経た現在では，FDAが発出するWarning Letter，査察時に手交される観察事項（Form FDA 483，以下本書では#483とする）にもトレンドの変化が見られる。

そこで本書では，2014年以降に発出されたWarning Letterと，その発端となった#483の事例に基づいて，『続 事例に学ぶCAPAとその実践』として，FDAが期待する（求める）CAPA実践について考察している。

Warning Letterのみならず，可能な限り#483を入手して，FDAの査察官が指摘した観察事項の内容とWarning Letterの内容を系統的に比較し，査察を受けた製造所が回答したCAPAに関する不足部分，およびFDAが期待し，かつ許容するCAPAについて考察を試みた。

本書が正しいCAPAへの対応を講じるための一助となれば幸甚である。

2019年6月

古澤 久仁彦

目　次

第1章　CAPA実践に関する基礎知識 ・・・・・・・・・・・・・・・ 1

1 CAPA，#483，Warning Letterとは ・・・・・・・・・・・・・ 2
1.1 CAPAとは ・・・・・・・・・・・・・・・・・・・・・・・・・・・・ 2
1.2 #483とは ・・・・・・・・・・・・・・・・・・・・・・・・・・・・ 2
1.3 Warning Letterとは ・・・・・・・・・・・・・・・・・・・・・・ 7

第2章　FDAが求める適切なCAPAの考察
　　　　～♯483からWarning Letter発出までの経過を読み解く ・・ 11

1 データインテグリティ関連の不備 ・・・・・・・・・・・・・・・ 12
1.1 データインテグリティの基本 ・・・・・・・・・・・・・・・・・・ 12
1.2 ドイツの製薬企業のCMO部門へのWarning Letter ・・・・・・・・ 14
1.3 日本の医薬品製造受託企業に対する品質試験室でのWarning Letter① ・・・・・ 20
1.4 日本の医薬品製造受託企業に対する品質試験室でのWarning Letter② ・・・・・ 24
1.5 査察事例から読み取れること ・・・・・・・・・・・・・・・ 32
1.6 FDAが求めるデータインテグリティとセキュリティとは（EMAもほぼ同様）・・・・ 32
1.7 データインテグリティ確保のために準備する項目 ・・・・・・・・・ 34
1.8 根本原因の調査とFDAが求める（期待する）CAPA ・・・・・・・・ 39

2 品質部門の責務，役割 ・・・・・・・・・・・・・・・・・・・ 40
2.1 品質システムの確立 ・・・・・・・・・・・・・・・・・・・・・・ 40
2.2 ドイツの製薬企業のCMO部門へのWarning Letter ・・・・・・・・ 40
2.3 メキシコの製薬企業へのWarning Letter ・・・・・・・・・・・・ 45
2.4 GMPの理解度が不足していることによるWarning Letter ・・・・・ 46
2.5 台湾のバイオ医薬品企業へのWarning Letter ・・・・・・・・・・ 47

3 受託製造業者としての責任 ・・・・・・・・・・・・・・・・・・ 51
3.1 委受託関係の認識 ・・・・・・・・・・・・・・・・・・・・・・・ 51
3.2 米国の医薬品製造受託企業へのWarning Letter ・・・・・・・・・ 51
3.3 アイルランドのOTC医薬品製造受託企業へのWarning Letter ・・・・・・ 61

4 繰り返される観察事項・警告書の発出 · · · · · · · · · · · · 63

4.1 繰り返される違反への指摘 · 63

4.2 グローバルに製造所を保有する製薬企業へのWarning Letter · · · · 65

4.3 製造所買収後の統一QMS不備に対するWarning Letter · · · · · · · 68

4.4 ジェネリック医薬品メーカーにおける無菌医薬品製造でのWarning Letter · · · 69

4.5 タイ・中国の製造所で連続して同様の違反を指摘したWarning Letter · · · 70

4.6 日本のバイオ原薬企業へのWarning Letter · · · · · · · · · · · · · 72

4.7 中国の原薬製造所へのWarning Letter · · · · · · · · · · · · · · · 76

4.8 グローバル品質マネジメントポリシー制定の例 · · · · · · · · · · · 77

5 品質システム／ガイダンス内容の把握が不十分 · · · · · · · 79

5.1 インドのジェネリック医薬品メーカーへのWarning Letter · · · · · 79

6 CGMPコンサルタント起用の推奨 · · · · · · · · · · · · · · · · 81

6.1 製造所の人的能力とCAPA · 81

6.2 日本の原薬製造所へのWarning Letter · · · · · · · · · · · · · · · 82

7 ラベル不備に関する事項 · 98

7.1 スペインのOTC医薬品メーカーへのWarning Letter · · · · · · · · 98

8 収去したサンプル分析結果の不備 · · · · · · · · · · · · · · · · 103

8.1 収去されたサンプルの分析結果を踏まえたWarning Letter · · · · · 103

9 品質契約に関する不備 · 105

9.1 品質契約書の理解度，重要性の認識が低いと判断されたWarning Letter · · · 105

10 洗浄バリデーションに関する不備 · · · · · · · · · · · · · · · · 106

10.1 洗浄バリデーションに関する査察の着眼点 · · · · · · · · · · · · 106

10.2 米国のジェネリック医薬品メーカー製剤工場へのWarning Letter · · · 106

11 無菌性保証の不備 · 118

11.1 無菌性保証不備による韓国の製薬企業へのWarning Letter · · · · · 118

12 逸脱，苦情処理 · 123

12.1 苦情調査を怠り回収に追い込まれた事例 · · · · · · · · · · · · · 123

13 工程管理の不備 ･････････････････････････････････････ 129

   13.1 工程全体にかかわる事項 ････････････････････････ 129

   13.2 インドの医薬品製造所へのWarning Letter ･････････ 129

   13.3 精製水管理に欠陥があるとされた米国の液剤製造所へのWarning Letter ･･･ 136

14 バリデーション関連の不備 ･････････････････････････ 140

   14.1 日本の製造所における分析法バリデーション不備によるWarning Letter ･･･ 140

   14.2 米国製薬企業におけるプロセスバリデーション不備によるWarning Letter ･･･ 143

第3章　GDPに関連するWarning Letterの例
　　　～ Drug Supply Chain Security Act (DSCSA) ･･････ 147

1 米国のヘルスケア企業へのWarning Letter ･･････････････ 148

   1.1 Warning Letterが発出された背景 ･･････････････････ 148

   1.2 #483～Warning Letter発出までの経過 ･････････････ 148

第4章 品質リスクマネジメントプロセスからCAPAへの展開 ･･･ 169

1 ICH QトリオとCAPA ･･･････････････････････････････ 170

   1.1 ICH Q9，Q10とCAPAの位置づけ ････････････････ 170

   1.2 リスクマネジメントとCAPAの相互関係 ･･･････････ 171

2 リスク分析に基づくCAPAの実施 ･･･････････････････ 174

   2.1 根本原因調査の重要性とCAPAのフロー ･･･････････ 174

   2.2 CAPA計画時のリスクマネジメント ･･････････････ 177

   2.3 CAPAの計画とリスク分析によくある課題 ･････････ 178

   2.4 根本原因調査とリスクマネジメント ･･････････････ 178

   2.5 FDAの狙い ･････････････････････････････････････ 179

索引 ･･･ 180

第 **1** 章

CAPA実践に関する基礎知識

　リスクベースによるGMP活動において，品質不良を未然に防ぎ，不備事項を改善していくことが非常に重要である。実務的には，FDAが査察において不備事項等を発見した際に発行するForm 483（以下，本書では#483）に対して，期待される是正・予防措置（CAPA）を示すことが，規制当局対応として必要になる。

　本章では，CAPAとは何か，#483，Warning Letterとは何かについて紹介する。

第1章　CAPA実践に関する基礎知識

CAPA，#483，Warning Letterとは

1.1 CAPAとは

　CAPAとはCorrective Action and Preventive Action（是正措置・予防措置）の略称である。CAPAは品質に関する欠陥や逸脱，不良・不適合の原因を取り除く措置と，不適合再発の原因を取り除くための効率的でシステマティックな処理のことである。

　FDAは，2004年9月に21世紀のGMP "Pharmaceutical CGMPs for the 21st Century - A Risk-Based Approach Final Report" を提言している。その提言の骨子は，21世紀にFDAが目標とする理想像というよりは，従来のCGMPをリスクベースGMPに転換することである。そして限られた資源の中で，いかに医薬品の安全性と品質を確保・担保して，患者のリスクを軽減するかを述べている。

　そのような背景のもと，CAPAの手順はFDAが提唱するRisk Based GMPにおける品質システムの中でますます重要なものとなってきた。CAPAを導入することにより，医薬品製造所における不適合の発生率を減少させることができると信じられている。

　CAPAはアメリカの法規制である21 CFR Part 210/211に明記されてはいないが，是正を突き詰めていくとCAPAに至ることから，医薬品業界ではCAPAの概念が導入されている。なお，医療機器を規制しているCFR Part 811にはCAPAが明記されている。

　一方，日本では医薬機器や体外診断薬の製造管理，品質管理に関してはQMS（Quality Management System：品質マネジメントシステム）省令として定められ，その中でCAPA要件が明記されており，是正措置は「不適合の再発を防止するための不適合の原因を除去する措置」，予防措置は「起こり得る不適合の発生を防止するためにその原因を除去する措置」と定義されている。

　筆者は医薬品が患者に及ぼすリスクを軽減するためには，リスクの評価，リスクの原因調査とそれに基づく予防措置が最優先にされるべきであると考える。

1.2 #483とは

　FDAは米国にて医薬品として登録申請した製剤，原薬の製造所が，定められた要求事項を満たしているかをチェックするため，査察を実施して適否を判定する。査察結果が良好な場合は，承認申請の要件である安全で，品質が保証されている医薬品を製造できる製造所として，審査部門に報告，推奨を行う。しかし，要求事項に適していない状況が観察されれば，リスクベースGMPの観点から改善要求を製造所に伝えるとともに，リスクを軽減するためのCAPA計画を立案し，実施することを要求する。このときの様式がFDA Form 483（以下，本書では「#483」とする）と呼ばれ，査察の終了時に手交される。#483は，抵触するUSの法規制番号（CFR Part 220/211

の細目を引用して，観察事項が記述される．

なお，#483に記載された内容は，査察時に認められた査察官の所見であり，FDAの最終的な決定を示すものではない．

#483の指摘に対しての回答は15営業日以内に提出する必要がある．回答書では原因調査（根本原因の特定を行ったか），影響調査の範囲，立案した是正策の妥当性，是正策の有効性の確認方法，さらに再発防止の方策（予防策）等を報告する．これらは，単なる回答の例に過ぎず，米国に供給される医薬品の安全性・品質に対するリスク・影響に関してFDAの査察官は評価しているため，例えば根本原因調査の深さ，影響調査の範囲，出荷・製造されたバッチの数の大きさは個々の査察ごとに異なってくると推測される．FDAの査察で判断された顕在・潜在的なリスクを，許容できるまでに減ずることを回答書の中でFDAに説明して，品質に影響がないことを納得させることができるかが鍵である．

その回答が不十分な場合や，重大な違反が認められた場合にはWarning Letterが発行されることとなる．

FDAが公表している統計資料（https://www.fda.gov/inspections-compliance-enforcement-and-criminal-investigations/inspection-references/inspection-observations）より2015～2018年までに発出された#483数の推移を図1-1にまとめた．FDAの製薬企業への査察（#483の発出数）は，2015年は680件であり，2018年は720件と約6％の増加，発出された#483の延項目数は3,400～3,500項でほぼ一定である．

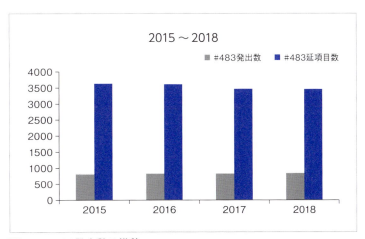

図1-1　#483発出数の推移

また，2018年に発出された#483の上位の指摘事項およびその解説を表1-1に示す．米国に医薬品を輸出している製造所において，GMPの基本的な手順の文書化，手順を遵守する教育訓練の未熟・未達成，規格の科学的根拠をもっての準備・文書化，機器の保守点検が適切に行われていないことが読み取れる．また，電子データ，コンピュータが多用される製造，品質試験において，

まだ不正（データの改ざん，消去・削除等）が横行していることも見て取れる。

この発出された#483への改善計画を出すことでFDAへの回答となる。Warning Letterの発出の比率は，年度により差はあるが，全体の10%程度となっている。

表1-1　2018年のFDAの査察で発出された#483の指摘事項上位10とその解説

順位	21 CFR 211	指摘事項	解説	件数
1	22（d）	手順に従って品質管理等が行われていない。	医薬品・原材料を試験する際，文書化され承認された試験法ではない手順で行っていることを指摘している。承認された試験法に修正，書き込みがなされているなど，承認されていない，または試験法を自分なりの解釈で行っている場合の指摘が多い。また，試験の実施者，その記録の照査・点検者，承認者が決められていない，またその資格要求が決められていない，特に試験者自身が点検も承認も行っている場合に指摘される。	208
2	160（b）	原料や医薬品容器等が適切な基準に準拠していることを確実にするため，科学的に適切な規格，サンプリング計画，試験手順等を確立していない。	試験法，規格，サンプリングの手法・数等品質管理の手順等の根拠を提示できない。また提示した根拠が科学的根拠に乏しいことが指摘されている。	127
3	192	バッチがすでに出荷されているかどうかにかかわらず，説明できない差異，またはバッチ，成分のどちらかが規格に適合していないことを十分に調査できていなかった。	出荷判定を行う基準が定められていないまま，判定時にチェックすることが決められた文書記録，記述されている数値の確認を行っていた。数値が適合か否かを照合していないことの指摘である。	107

順位	21 CFR 211	指摘事項	解説	件数
4	100 (a)	製造する医薬品が保持しているべきもしくは保持していることが示された力価, 品質, 純度をもっていることを保証するように設計された製造管理ならびに製造の手順を適切に文書化できていなかった。	製造の手順（原材料の添加量, 製造条件等）を承認し, 文書にして, オペレーターが製造時に利用できるようにしていなかった。品質試験を行う際の規格等のすべての項目が文書になっていない, その文書が承認されていないことへの指摘である。	86
5	211.67 (a)	医薬品の安全性, 力価, 品質または純度を変化させる誤動作や汚染を防ぐために, 適切な間隔で機器や器具を清掃, 維持, 消毒していなかった。	交叉汚染を防止するために製造後もしくはキャンペーン製造時の途中で, 決められた, および検証した間隔で洗浄を行っていない。指摘で多いのは洗浄したにもかかわらず残渣があった, または洗浄中にもかかわらず, 洗浄済みの表示になっていた等の不備である。	81
6	68 (b)	マスター製造記録および品質管理, 記録または他の記録の変更が許可された要員によってのみ確実に行われるようにするために, コンピュータまたは関連システムに対して適切な管理が行われていない。	コンピュータにアクセスするのに, パスワード, 個々のIDがオペレータに与えられず, 複数のオペレータが制限なしにコンピュータにアクセスでき, 記録, データ変更, 廃棄, 名称変更等をすることが可能な状態にあった。変更等の記録が残っていない, 品質部門が不正・記録が残らないような変更, 削除を検証, 監視していないことへの指摘である。	71

順位	21 CFR 211	指摘事項	解説	件数
7	67 (b)	医薬品の製造，プロセス，包装または保管に使用される冶具を含む機器の洗浄および保守のための文書化された手順が確立されていない，または従っていない。	医薬品の製造等に使用する機器・設備の保守点検や校正について文書化されていない。または決められた時期・間隔で保守点検，校正が行われていない。さらに定められた基準・手順を蔑ろにしていることへの指摘。	64
8	110 (a)	製造する医薬品が設計された，または保持していると示されている力価，品質，および純度を確実に持つように設計された製造および工程管理のための手順書を確立できていない。	医薬品の製造・出荷時に，決められた品質確認，規格適合を確認する試験法を確立，承認しないで，医薬品の製造・出荷を行っていたことへの指摘。	64
9	68 (a)	自動化された機器の通常の校正等が適切な性能を保証するように設計されたプログラムに従って実行されていない。	機器，設備，施設やコンピュータシステムが医薬品の製造・管理に適しているかを検証する適格性検証，バリデーションを行っていない，もしくはその適格性確認の基準を蔑ろにしていたときの指摘。	60
10	165 (a)	出荷される前に，医薬品の各バッチについて，各活性成分の確認試験，力価を含む，医薬品の規格適合を適切に品質管理部門で評価していなかった。	製造された医薬品を出荷するのに先立ち，実施された品質試験結果を品質部門の責任者が照査せずに出荷していた指摘。	56

なお，#483には次の定型文が記述されている。

原文	意訳
This document lists observations made by the representative (s) during the inspection of your facility. They are inspectional observations; and do not represent a final agency determination regarding your compliance. If you have an objection regarding an observation, or have implemented, or plan to implement corrective action in response to an observation, You may discuss the objection or action with the FDA representative (s) during the inspection or submit this information to FDA at the address above. If you have any questions, please contact FDA at the phone number and address above.	この文書は貴社の施設の査察の間にFDAの代表者によってなされた観察事項をリスト化している。それらは査察の観察事項である。また，貴社のコンプライアンスに関するFDAの最終決定を表すものではない。観察に関して異議がある場合，または観察に応じて是正措置を実施した場合，または実施する予定の場合，査察中に異議や行動についてFDAの代表者と話し合うか，この情報を上記の住所にあるFDAに提出すること。質問がある場合は，上の電話番号とアドレスでFDAに連絡すること。

　この背景としては，「数日間の査察では製造所全体の10%も見ることができない。指摘したことはごくわずかの照査した範囲から見出されただけであり，照査できていない残りを自己点検してほしい」という意味が込められている。#483を発出された企業は#483に記述された項目のみにCAPAを提出する傾向があり，拡大して調査，照査を行わず，結果的にシステム全体の改善を行わないことがみられる。この狭い範囲でのCAPAの回答に，FDAは限定された改善計画とそれによるCAPAが不十分と判断し，製造所に品質・安全性上にリスクが残るとして，Warning Letterを発出することになる。

1.3 Warning Letterとは

　Warning Letterは，#483への回答書をFDAが照査，評価した結果，顕在・潜在リスクがあり，医薬品の安全性・品質に有意な影響がないという結論に至らない場合に発出される。または，回答書に記述された原因調査（根本原因の特定を行ったか），影響調査の範囲，立案した是正策の妥当性，是正策の有効性の確認方法，さらに再発防止の方策，そのいずれかの項目，もしくは複数の項目が不十分であった場合にも発出される。

　Warning Letterには，CAPAが不十分なことを項目ごとに記述した後に，FDAの総合的な警告，

コメントが記述される。その記述項目には，コンサルタントの起用の推奨，改善に引用すべきガイドライン項目のリスト，今後のFDAの対応等も含まれている。

なお，個々のWarning Letterを見てみるとほぼ必ず下記のような記述がみられる。

原文	意訳
During our inspection, our investigators observed specific violations including, but not limited to, the following	FDAの査察の間，FDAの査察官は以下を含む特定の違反を観察したがこれらに限定されない。

この定型句は，Warning LetterにてFDAが査察された製造所に伝えたいことを暗示している。「査察された製造所が違反していることは，Warning Letterに文章として明記してあることに限らない。FDAが査察で見つけられなかった，隠れた欠陥があることが推測されるため，FDAは警告書を出すのである」ということを意味している。さらに，Warning Letterの内容に限ることなく，「査察された製造所には広く欠陥が潜在するため，それも是正・予防しなければ，FDAは製造所の医薬品・原薬の米国市場への持ち込みは許容できない」との意味である。

Warning Letterで多い指摘事項は以下のとおりである。

1. 委託者／受託者としての責任を負うこと，自覚すること
2. データインテグリティ
3. 品質部門が責任，役割を果たすこと
4. 同じ製造所もしくはグループの医薬品製造所で観察事項が繰り返される（CAPAの有効性の問題）
5. 査察の観察事項への回答が不十分

1. CAPA，#483，Warning Letterとは

Warning Letterには以下のような定型文が記載されている。

原文	意訳
This warning letter summarizes significant violations of current good manufacturing practice（CGMP）regulations for finished pharmaceuticals. See 21 CFR, parts 210 and 211. Because your methods, facilities, or controls for manufacturing, processing, packing, or holding do not conform to CGMP, your drug products are adulterated within the meaning of section 501（a）（2）（B）of the Federal Food, Drug, and Cosmetic Act（FD&C Act），21 U.S.C. 351（a）（2）（B）.	このWarning Letterは，医薬品のCGMP規制に対する重大な違反を要約したものである。21 CFR Part 210および211を参照すること。製造，加工，梱包，または保管のための方法，設備，または管理がCGMPに準拠していないため，貴社の医薬品はFederal Food, Drugのセクション501（a）（2）（B）化粧品法（FD&C法），21 U.S.C. 351（a）（2）（B）の違反である。

　この定型文は，Warning Letterの個別の項目の前に記述されている。Warning Letterを注意して読み進めると，#483に記載された項目以外のことが記載されていることがある。

　それらは，査察した製造所が単一の欠陥ではなく，複合的な欠陥を有していることを指している。詳細な個別の違反では表現できない大きな欠陥があることを示唆しており，製造所に対して個々の欠陥に対する是正のみならず，総合的なGMPの見直しと，観察された違反を含めた広範囲での是正をFDAは要求していることの表れである。

　次章から各ケースごとの不備事例を示して解説していく。

9

第2章

FDAが求める適切なCAPAの考察
～♯483からWarning Letter発出までの経過を読み解く

　FDAが♯483を発出した後，提案されたCAPA計画が認められずにWarning Letter発出に至った経過を読み解くと，本来FDAが期待していた改善計画が見えてくる。
　本章では，公開されているWarning Letter発出の事例を多数列挙し，可能な限り筆者が入手した♯483の例も紹介することで，それまでの経過を振り返り，適切なCAPA実施のための考え方を探っていく。

データインテグリティ関連の不備

1.1 データインテグリティの基本

"データインテグリティ"のシステム欠陥は，電子データのみならず紙のデータを含めた包括的なデータの見直しが要求されることになるが，"コンピュータの不正アクセスを防ぐ手段が講じられてない"との#483では，査察時の観察事項の細目の記述がなされることが多い。また，#483を受け取った製造所は，コンピュータの不正アクセスに対してのみ集中してCAPAを立案して報告することが非常に多いとFDAは言及している。

FDAは，査察時に品質試験室のコンピュータ管理を実際に観察して，共通のパスワードを使用している操作を見て，#483を発出している。コンピュータ管理に関連して，データの管理にも問題があるのではないかと懸念を示しているのが背景にある。

製造所が提出するCAPAについて，FDAは表面的な改善を期待しているのではなく，データインテグリティを保証できるようにCAPAを行うことを期待している。査察された製造所が，#483のCAPAとして指摘された細目にのみ注力して回答しても，予測可能・潜在的リスクが残る場合，FDAはWarning Letterを発出することになる。この場合のWarning Letterでは，細目の違反事項に加え，FDAは非常に親切な対応を行うことが多い。データインテグリティに関する警告では，短い文章で述べるのではなく，詳細にわたり行うべきことを指示することがある。この中には，従業員への聞き取り，過去の試験室記録の見直し等具体的な作業も含まれ，非常に実利的でデータインテグリティを満たすための指針ともとれる。

データインテグリティに関してWarning Letterに表される条項は，基本的に下記のような文章が記載されている。

原文	意訳
Data Integrity Remediation Your quality system does not adequately ensure the accuracy and integrity of data to support the safety, effectiveness, and quality of the drugs you manufacture. We acknowledge that you are using a consultant to audit your operation and assist you in meeting FDA requirements. In response to	データインテグリティの改善 貴社の品質システムは貴社が製造する医薬品の安全性，有効性，そして品質を支持するデータの正確さと完全性を十分に保証していない。FDAは貴社の業務を査察して，貴社がFDAの要求を満たすのを助けるためにコンサルタントを使っていることを認めた。このWarning Letter

原文	意訳
this letter, provide the following. A. A comprehensive investigation into the extent of the inaccuracies in data records and reporting. Your investigation should include: • A detailed investigation protocol and methodology that ensures all laboratory equipment and systems are covered by the assessment. Also describe all other parts of your manufacturing operation that will be assessed for data integrity and documentation practices and justify any exclusion. • An assessment of the extent of data integrity deficiencies at your facility. Identify omissions, alterations, deletions, record destruction, non-contemporaneous record completion, and other deficiencies. Interview employees to identify the nature, scope, and root cause of data inaccuracies. B. A current risk assessment of the potential effects of the observed failures on the quality of your drugs. Your assessment should include analyses of the risks to patients caused by the release of drugs affected by a lapse of data integrity, and risks posed by ongoing operations. C. A management strategy for your firm that includes the details of your global CAPA plan. Your strategy should include: • A comprehensive description of the root	に応えて，以下を提供すること。 A. データ記録と報告の不正確さの程度に関する包括的な調査。次のことが含まれること。 • すべての実験装置およびシステムが評価の対象となることを保証する詳細な調査計画とその方法。また，データインテグリティと文書化の手順について評価される製造業務の他のすべての部分についても説明すること。いかなる除外も正当であることを説明すること。 • 貴社の施設におけるデータインテグリティ不備の程度を評価すること。欠落（漏れ），変更，削除，記録の破壊，記録の同時性がなく作成されたこと，その他の欠陥を特定すること。従業員にインタビューして，データの不正確さの性質，範囲，および根本的な原因を特定すること。 B. 査察で観察された事項が，医薬品の品質に及ぼす潜在的な影響の現在のリスク評価。評価には，データインテグリティ欠如の影響を受けた医薬品を出荷することにより引き起こされた患者へのリスク，および進行中の作業によってもたらされたリスクの分析を含めること。 C. グローバルCAPA計画の詳細を含む貴社の管理戦略。戦略には次の事項を含むこと。 • データインテグリティが失われる根

原文	意訳
causes of your data integrity lapses. • A detailed corrective action plan that describes how you will ensure the reliability and completeness of all data you generate, including analytical data, manufacturing records, and all data submitted to FDA. • Long-term measures describing any remediation efforts and enhancements to procedures, processes, methods, controls, systems, management oversight, and human resources (e.g., training, staffing improvements) designed to ensure the integrity of your company's data. • A status report for any of the above activities already underway or completed.	本的な原因についての包括的な説明。 • 分析データ，製造記録，および FDAに提出されたすべてのデータを含め，生成したすべてのデータの信頼性と完全性をどのように保証するかを説明した，詳細な是正措置計画を提出すること。 • 貴社のデータインテグリティを確保するように設計された，あらゆる改善の取り組みおよび手順，プロセス，方法，管理，システム，管理状況の監視，および人的資源の強化（例えばトレーニング，人員配置の改善）を記述する長期的な対策。 • 上記のいずれかの活動ですでに着手または終了した事項に関するステータスレポート。

1.2 ドイツの製薬企業のCMO部門へのWarning Letter

　実際の事例を紹介する。この査察では，データの改ざんとまでは言わないが，好ましくないデータの意図的な廃棄が，重大な違反事項として観察された例である。

Warning Letter 320-18-08　November 14, 2017

https://www.fda.gov/ICECI/EnforcementActions/WarningLetters/2017/ucm595730.htm

1. データインテグリティ関連の不備

【Warning Letterでの指摘事項】

原文	意訳
4. Your firm failed to ensure that laboratory records included complete data derived from all tests necessary to assure compliance with established specifications and standards (21 CFR 211.194 (a)). When reviewing audit trails, our investigator observed unreported data from in-process tablet weight checks. You programmed your in-process weight checker not to report values that varied more than (b) (4) % from the tablet target weight.	4. 貴社は，品質試験室の記録が決められた仕様と規格の適合性を保証するのに必要な，試験記録の完全性を保証することを怠った (21 CFR 211.194 (a))。監査証跡をレビューする際，FDA査察官は製造管理に用いている錠剤の重量測定に報告されていないデータの存在を観察した。錠剤の管理重量から (b) (4) %を超えて変動する値を報告しないように，工程管理重量測定器のプログラムを変更していた。

Warning Letterにおけるデータインテグリティに関しての違反は，錠剤の重量測定における表示，記録の不正であるが，このことは査察時に手交された以下の#483に記述された，特定したデータインテグリティに関する事項に関してのものである。

【製造所へ手交された#483】

原文	意訳
Observation 9 Failure to maintain and review all analytical data. 1. Until June 2016, analysts performed HPLC injections identified as "test" or other similar names and injections with no sample name at all. The content of these injections and their purpose were not documented and were never reviewed. For example, review of the 2015 project folder for assay and impurity testing of (B) (4)	観察事項9 分析データの照査，保管を怠った。 1. 2016年6月まで，分析者は「test」または他の類似の名称で同定されたHPLC注入を実施し，試料名をまったく記入・確定せずに注入を実施した。これらの注入の内容とその目的は文書化されておらず，照査もされていない。例として，(B) (4) 錠剤の含量および不純物試験用の2015年プロジェクトフォルダのレビューは，(B) (4)

15

原文	意訳
tablet show that out of (B) (4) total injections, approximately 157 injections are identified with a name of "test" or similar and 6 were unnamed injections. 2. Repeat testing of IR was performed after abnormal results were generated. There was no documentation to explain what had occurred and the original data was not submitted for reviewer. For example, sample (B) (4) was first tested on 12 January 2016 and retested 14 January 2016. 3. The software used for performing in process weight checks is set to not report any data that is not plausible, defined as data with more than a (B) (4) % variation of expected results. The full set of data is not printed and evaluated by an operator to verify the reason for data that is not plausible. Review of audit trail entries for 19 January 2017 observed two non-conforming data points that were not reported and were not further evaluation.	総注入のうち，約157注入が「test」または同様の名前で識別され，6注入が名称未設定であることを示している。 2. 異常な結果が出た後にIRのテストを繰り返した。再試験を説明する文書はなく，元のデータは照査担当者には提供されなかった。例えば，サンプル（B）（4）は2016年1月12日に最初に試験され，2016年1月14日に再試験された。 3. 工程内重量チェックを実行するために使用されるソフトウェアは，期待される結果のばらつきが（B）（4）％を超えるデータと定義される妥当ではないデータを報告しないように設定されている。データのすべてが印刷されず，妥当ではないデータの理由を検証するためにオペレーターによって評価されている。2017年1月19日の監査証跡エントリのレビューでは，報告されていない2つの不適合データが観察され，それ以上の評価は行われていない。

　査察時，3種の分析機器・測定機器で違反が観察された。

①HPLCでの記録に残らない試し注入がなされていた。

②試験の繰り返し実施がみられるが，その理由が記録されていない。

③自動重量測定装置での自動記録の条件を変更して，記録が残らないようにしていた。

　つまり，不都合なデータを削除している可能性，もしくは規格外の製品を適合にしている可能性がある。この査察では3種の機器での不正が観察されたが，査察官は，これ以外の機器でも同様な不正が起きていると推察している。

1. データインテグリティ関連の不備

【FDAに提出されたCAPA計画の評価】

原文	意訳
In your response, you committed to suspend this procedure, investigate any such values, and perform a retrospective assessment of tablet weight checker data. However, your retrospective tablet weight assessment was limited to all rejected measurements from February 1 to March 15, 2017, and about 8,000 rejected measurements representing an unspecified percentage of the total number of rejected measurements from August 1, 2016, to February 1, 2017. There was no commitment to revisit equipment qualification (s) and process validation (s) to ensure they included complete data.	貴社はこの重量測定手順を停止し，その錠剤の重量値を調査し，そして錠剤の重量測定値の回顧的評価・照査を実行することを約束した。しかし，回顧的錠剤重量評価は，2017年2月1日から3月15日までの不適合測定値，2016年8月1日から2017年2月1日までの不適合測定値の全体総数の，決められていない割合である不適合判定された約8,000錠に限定されていた。完全なデータが含まれていることを確認するために，機器の適格性の検証とプロセスバリデーションを再検討する約束はなかった。

　#483の観察事項に対して，製造所がFDAに回答した内容では，影響調査の範囲が限定されていた。具体的には，査察官が照査した2017年1月19日の監査証跡エントリのレビューの結果に疑問点が見つけられたことに対して，1月19日以降の6週間，回顧的に過去半年間の生産数からサンプルとして8,000錠を調査対象としている。サンプル採取数が生産数に対しての妥当性の科学的根拠なしに設定されていた。さらに重量測定器の適格性・校正に関しては言及しておらず，検出の閾値設定の妥当性，この重量測定器で取得したデータの信頼性への言及はなかった。重量測定器の再適格性検証（校正）を是正措置で省いたことは，回顧的に重量測定結果を再評価したとしても，測定機器の妥当性がないままの結果を再評価したことになる。また，#483への回答期限内に再適格性評価を実施せず，"実施の誓約"すらなかった。このことから，出荷された錠剤の重量異常（逸脱）のリスクを軽減できないとFDAは判断した。査察時の観察事項としてHPLCの試し注入の記録とIRの再試験の記録（再試験の理由なし）に関しては，記録を残すことを宣誓することで，CAPA案は，暫定的に認められることになる。

【FDAが期待していたCAPAの内容】

原文	意訳
In response to this letter, as part of your retrospective tablet weight assessment, explain whether your findings impact data supporting tablet manufacturing equipment qualification and manufacturing process validation studies. Provide a summary listing of equipment qualification and process validation documents that you reviewed.	回顧的な錠剤重量評価の一環として，貴社の調査結果が錠剤製造装置の適格性確認および製造プロセスのバリデーションの結果データに影響を与えるかどうかを説明すること。検討した機器の適格性，プロセスバリデーションの文書の要約を提出すること。

　重量測定器に関するCAPA案では影響調査が行われなかったため，Warning Letterの発出となった。FDAは機器の再適格性評価の実施，さらには打錠工程の頑健性を含めた再バリデーション実施（回顧的を含む）を行うことで打錠工程全体の見直しを行うことを，CAPAの具体的な項目として盛り込むように製造所に指示している。

　この指示の背後には，製造所が製造・品質試験に使用している機器設備の記録・データに対しての違反を感じ取り，また観察された違反以外の機器・設備にかかわる自己点検を怠ったことを，製造所からの回答でFDAが認めたことがある。FDAはこの錠剤製造工程へのCAPA指示にとどまらず，製造所全体の製造・品質管理に直接／間接的に用いている機器・装置に対してのデータインテグリティの点検を命じている。

【FDAのCAPAの実施指示】

原文	意訳
Data Integrity Remediation FDA acknowledges that, before our inspection, you began a data integrity remediation program. Our investigator documented that, as part of your data integrity remediation program, you discontinued the practice of performing "test" injections as a result of an internal assessment in June 2016. However, we noted that you only reviewed chromatographic	データインテグリティの改善 FDAは査察の前に，貴社がデータインテグリティの改善・是正プログラムを始めたことを認める。貴社のデータインテグリティ改善・是正プログラムの一環として，2016年6月に内部点検の結果として「test」注入の実行を中止したとFDA査察官は報告した。しかし，2015年1月1日から2016年6月23日までの間に作成された製品（b）

原文	意訳
data for (b) (4) and (b) (4) generated between January 1, 2015, and June 23, 2016. Your action plans submitted on May 11, 2017, and August 10, 2017, did not include an assessment of other products manufactured and tested at your facility. Additionally, the retrospective review did not include data generated before January 1, 2015, used in support of drug applications submitted to FDA. Further, your retrospective review only focused on the laboratory. You did not investigate potential data integrity lapses in other manufacturing systems. In response to this letter, provide your revised action plan. In your summary report, include other products manufactured and tested at your facility and identify any data generated before January 1, 2015, that was used to support drug applications submitted to FDA. Also, include your protocol and methodology. Summarize all laboratories, manufacturing operations, and systems covered by the assessment. Specify whether a qualified independent consultant performed interviews to ensure that the nature and scope of the problem was fully determined. Discuss the role of the independent consultant in auditing the integrity of your data and assisting with CAPA. Justify why you excluded any part of your operations or systems.	(4) および (b) (4) のクロマトだけが照査されている。2017年5月11日および2017年8月10日に提出されたCAPA計画には，貴社の施設で製造および試験された他の製品の照査は含まれていなかった。さらに，回顧的照査には，FDAに提出された医薬品申請の裏づけとして使用された2015年1月1日より前のデータは含まれていない。さらに，貴社の回顧的レビューは品質試験室にのみ焦点を当てていた。他の製造システムにおける潜在的なデータインテグリティの欠陥については調査しなかった。 このWarning Letterに対する回答として，貴社の修正したCAPA計画を提出すること。サマリーレポートには，貴社施設で製造および試験されたその他の製品を含めること。FDAに提出された，2015年1月1日より前に生成された申請をサポートする目的のデータを特定すること。また，貴社のプロトコールとその方法を詳しく説明すること。すべての品質試験室および製造での作業，および評価の対象となるシステムをまとめること。問題の性質と範囲が完全に決定されていることを確認するために，資格のある独立したコンサルタントがインタビューを実施したかどうかを特定すること。データの整合性を監査し，CAPAを支援する上での独立コンサルタントの役割について話し合うこと。なぜ貴社が自分の業務やシステムの一部を除外したのかを正当化すること。

このWarning Letterでは，この製造所で製造されるすべての医薬品に対する禁止事項も表されている。

【すべての医薬品に対する禁止事項】

原文	意訳
Failure to correct these violations may also result in FDA refusing admission of articles manufactured at ●●, ●● into the United States under section 801 (a) (3) of the FD&C Act, 21 U.S.C. 381 (a) (3). Under the same authority, articles may be subject to refusal of admission, in that the methods and controls used in their manufacture do not appear to conform to CGMP within the meaning of section 501 (a) (2) (B) of the FD&C Act, 21 U.S.C. 351 (a) (2) (B).	これらの違反を是正しなかった場合，FDAは，FD&C法 USC 381 (a) (3) のセクション801 (a) (3) に基づき，●●工場の●●で製造された医薬品の承認を拒否する可能性がある。同じ権限の下では，その製造に使用されている方法および管理は，FD&C法の21 USC 351 (a) (2) (B) の項501 (a) (2) (B) の主旨の範囲内でCGMPに準拠していないように推察される。

1.3 日本の医薬品製造受託企業に対する品質試験室でのWarning Letter①

　日本の医薬品製造受託企業への査察で，品質試験室のデータインテグリティが保証されていないことの観察事項に関してWarning Letterが発出された事例である。生データの削除というデータインテグリティ違反の典型的な例である。

Warning Letter 320-17-04　November 8, 2016

http://www.fda.gov/ICECI/EnforcementActions/WarningLetters/2016/ucm528590.htm

【Warning Letterでの指摘事項】

原文	意訳
1. Failure to maintain complete data derived from all laboratory tests conducted to ensure compliance with established API specifications and standards. Our investigator found that you failed to maintain complete data from all laboratory	1. 規定された原薬仕様および規格への適合を確認するために行われた品質試験のデータインテグリティが保たれていない。 FDAの査察官は品質試験のデータインテグリティを維持することができな

原文	意訳
analyses, and that you relied on the incomplete information to determine whether your drugs met established specifications. For example: a. Numerous data files were found in the recycle bin folder on the computer connected to gas chromatography instruments GC4 and GC6. Specifically, our investigator found deleted data for residual solvent testing for (b) (4) lot (b) (4) in the recycle bin. Your records show that you retested the lot without documented justification or an investigation. You retained only the final test result. b. During the inspection our investigator requested residual solvent release test data for two of your API, (b) (4) and (b) (4). You were unable to retrieve this data. Any data created as part of a CGMP record must be retained so that it can be evaluated by the quality unit as part of release criteria and maintained for CGMP purposes.	かったこと，そして貴社が製造した原薬が規定された規格に適合しているかを判断するために不完全な情報を用いたことを観察した。以下に例を示す。 a. ガスクロマトグラフィー GC4およびGC6に接続されたコンピュータに設けられたフォルダのごみ箱に多数のデータファイルがあることが見つかった。具体的には，FDAの査察官はごみ箱内に削除された（b）（4）ロット（b）（4）の残留溶媒試験に関するデータを発見した。貴社の記録からは，正当な理由や調査を行わず，記録せずに当該ロットを再試験したことが示されている。貴社は再試験の最終結果だけを記録した。 b. 査察中に，FDAの査察官は2つの原薬（b）（4）および（b）（4）の残留溶媒の出荷試験データの提出を要求したが，このデータを提示することはできなかった。CGMP記録の一部として作成されたデータは，品質部門によって出荷基準の一部として評価され，CGMPの目的のために保管されるよう，すべてのデータが保持されなければならない。

このWarning LetterをFDAが発出した理由は以下のとおりである。

・観察事項の根本原因調査がない，あるいは不十分。データインテグリティが保証されていない状況でこの欠陥が及ぼす影響調査を拡大できる範囲内で行わなかった。

第2章　FDAが求める適切なCAPAの考察〜#483からWarning Letter発出までの経過を読み解く

・FDAが観察した範囲外にもデータインテグリティが保証されていない品質試験があるかもしれないため，拡大した影響調査，取得したデータの回顧的照査が必要であるにもかかわらず行われていない。

このことで，システムとしてのデータインテグリティに不備があるとした。

【製造所へ手交された#483】

原文	意訳
OBSERVTATION #I Failure to maintain and review all raw data. 1. Until 06 June 2015, procedures did not require that all raw data be maintained. Only reported data was maintained. Analysts deleted or did not submit test data that would not be reported. This was done without oversight. Review of electronic files form the HPLC and GC computers found the presence of hundreds of deletes or unreported chromatograms. Deleted files were also observed on the IR-3 system. Examples of deleted or unused chromatograms included: a. The computer for GC-4 and GC-6 had deleted individual chromatograms files and deleted folders containing sequence with associated chromatograms in the 'Recycle Bin'. Deleted data for testing of (B) (4) lot, (B) (4) as part of sequence 150909 was restored. It showed an original sequence with 11 injection from 09-10 September 2015. These were deleted on 31 May 2016 without any documented reason. A new sequence for the same lots was repeated on 11	観察事項1 すべての生データを照査，保持することを怠った。 1. 2015年6月6日まで，手順書ですべての生データを保持することを要求していなかった。報告されたデータのみが保持されていた。分析者は報告されないテストデータを削除したか，または提出しなかった。これは管理されずに行われていた。HPLCおよびGCコンピュータからの電子ファイルのレビューによって，何百もの消去または報告されていないクロマトグラムの存在を発見した。削除されたファイルはIR-3システムでも観察された。削除または未使用のクロマトグラムの例は以下のとおり。 a. GC-4およびGC-6用のコンピュータにおいて，個々のクロマトグラムファイルと「ごみ箱」の関連クロマトグラムを含むシーケンスを含むフォルダを削除した。シーケンス150909の一部として(B) (4) ロット，(B) (4) のテスト用データを削除した。それは2015年9月9日から10日の間に11回注入したオリジナル

原文	意訳
September 2015 and the data was used to report results. b. (B) (4) testing of batch (B) (4) was started on 28 February 2014 on HPLC 16. The duplicate injections showed a differing peak appearance. The test was repeated again on 02 March 2014" which showed additional abnormal peak appearance. Testing was repeated a third time on 03 March 2014 and instead performed an HPLC 15 with conforming results. Only the data from the third test was reported. c. In sequences 160309 and 160115 on HIPLC 16. individual chromatograms were deleted and then replaced with new chromatograms with the same name as the original file. 2. No raw data could be provided to support the recovery method of the cleaning validation sampling method for (B) (4). 3. Complete raw data retesting to sample preparation times, weight, media lot number, and incubator used were not maintained for the microbial testing and endotoxin testing performed during cleaning validation of (B) (4).	のシーケンスを示した。これらについて文書化された説明はなく，2016年5月31日に削除された。2015年9月11日に同じロットの新しい順序を繰り返し，データを用いて結果を報告した。 b. バッチ (B) (4) の (B) (4) 試験は，HPLC 16で2014年2月28日に開始された。繰り返し注入では異なるピークを示した。2014年3月2日に再度繰り返され，さらに異常なピークの出現を示した。試験は2014年3月3日に3回目が繰り返され，HPLC 15を使用して実施した結果，適合となった結果を得た。3回目の試験のデータのみが報告された。 c. HPLC 16のシーケンス160309および160115では，個々のクロマトグラムを削除して，元のファイルを同じ名前の新しいクロマトグラムに置き換えた。 2. (B) (4) の洗浄バリデーションサンプリング方法の回収実験を裏づける生データを提供できなかった。 3. (B) (4) の洗浄バリデーション中に実施された微生物検査およびエンドトキシン検査に使用したインキュベーター，使用されたサンプル調製時間，重さ，培地ロット数に対する完全な生データは保存されていなかった。

第2章 FDAが求める適切なCAPAの考察〜#483からWarning Letter発出までの経過を読み解く

　　査察時に観察された違反事項は，品質試験室で分析試験に使用されている分析機器の生データが保存されていない，記録・承認なく削除されていた，照査に必要なデータを保存元から再出力できない等のデータインテグリティの不備である。さらに，データを管理するために備わっているべき手順も準備・整備されていない違反に対する指摘である。

【FDAに提出されたCAPA計画の評価】

原文	意訳
We acknowledge that you commit to revising your SOP for archiving data. Your response is inadequate because it does not explain your failure to maintain complete records prior to the inspection. You also did not address validation of the systems you use to archive your data.	データをアーカイブするためにSOPを修正することの貴社の約束は認める。しかし貴社の回答は，査察前に完全な記録を維持することを怠ったことを説明するものではないため，不適切である。また，貴社はデータをアーカイブするのに使うシステムのバリデーションには言及していない。

　　この製造所では，#483の観察事項はデータの取り扱いの手順の不備であると限定的に解釈して，CAPA案として生データの管理手順を改訂して，生データ保存の義務化，記録・承認なく削除することを禁止することで対応しようとしたようである。また，生データの保存方法としてバックアップ，アーカイブの利用に関してCAPA案には含まれていなかったため，指摘されていると考えられる。

1.4 日本の医薬品製造受託企業に対する品質試験室でのWarning Letter②

　　1.3と同じWarning Letterでの記載事項であり，データインテグリティに関して別の指摘がなされている。

Warning Letter 320-17-04　November 8, 2016

http://www.fda.gov/ICECI/EnforcementActions/WarningLetters/2016/ucm528590.htm

【Warning Letterでの指摘事項】

原文	意訳
2. Failure to prevent unauthorized access or changes to data, and failure to provide adequate controls to prevent omission of	2. 不正アクセスやデータの変更を防止できなかった，およびデータの記載漏れを防止するための適切な管理を

原文	意訳
data. Our investigator observed that your laboratory systems lacked controls to prevent deletion of and alterations to electronic raw data. You do not have adequate controls for seven of (b) (4) high performance liquid chromatography (HPLC) systems and one of (b) (4) gas chromatography systems. For example, the audit trail on HPLC 15 did not record the (b) (4) batch (b) (4) assay. Your records indicate that the assay was performed on March 3, 2014, but your audit trail shows no assays performed between February 28 and March 4, 2014. Moreover, your analyst demonstrated to our investigator that he could change the data, including injection time and date, without the changes being captured in the audit trail, prior to printing the results.	怠った。 FDA査察官は貴社の品質管理室のコンピュータシステムは，電子未加工データの削除そして変更を防ぐ管理手順がないことを観察した。7つの(b)(4)高速液体クロマトグラフィー(HPLC)システムと1つの(b)(4)ガスクロマトグラフィーシステムを適切に管理できていない。例えば，HPLC 15の監査証跡では，(b)(4)バッチ(b)(4)分析は記録されなかった。貴社の記録は，この分析が2014年3月3日に行われたことを示しているが，貴社の監査証跡は2014年2月28日から3月4日の間に行われた分析は記録していない。さらに，分析者・解析者は調査結果を印刷する前に，監査証跡に変更を記録せずに，注入日時を含むデータを変更できることを査察官に実演した。

　品質試験室で分析試験に使用されている機器には，コンピュータが内蔵もしくは接続しているが，外部から監査証跡なしに保存されている生データに容易にアクセスできることが査察で観察された。査察された製造所がFDAに提案したCAPAは，分析機器の更新，最新鋭化，使用するソフトウェアの更新と手順の改訂であったようである。分析機器，ソフトウェア等の更新だけではデータインテグリティの保証はできない。さらに具体的な実践評価がCAPAには盛り込まれていないため，Warning Letterの発出となったと推察される。#483での観察事項は以下のとおりである。

第2章 FDAが求める適切なCAPAの考察〜#483からWarning Letter発出までの経過を読み解く

【製造所へ手交された#483】

原文	意訳
OESERVATION#2	観察事項2
Failure to prevent unauthorized access of changes to data and to provide adequate controls to prevent omission of data.	データを変更するための不正なデータアクセスを防ぐこと，またはデータの記載漏れを防止することを怠った。
1. Electronic GC chromatography data from GC-7. collected prior to March 2016. was not available for review. This instrument was used for release testing of (B) (4) and (B) (4), products for the US marker. The stand-alone computers associated with the GC were discarded. Data was backed-up onto an external drive. but could not be restored at the time of the inspection. No tests were conducted to verify the back-up process would work prior to disposing of the computer that contained the source taw data.	1. 2016年3月以前のGC-7のGCクロマトグラフィー電子データは，保存されていないため照査することができなかった。 この機器は，米国市場向けの (B) (4) および (B) (4) の出荷試験に使用された。GCに接続していたスタンドアロンコンピュータは破棄された。データは外付けドライブにバックアップされていた。しかし査察時には復元できなかった。原データを保持しているコンピュータを廃棄する前に，バックアッププロセスが機能することを確認するためのテストが行われていない。
2. The data back-up process for the standalone HPLC and GC systems does not include back-up of audit trails associated with the analysis. During the inspection the stand-alone computer associated with HPLC-19 was not functional. Audit trail information could not be retrieved from the back-up.	2. スタンドアロンコンピュータ，HPLCおよびGCシステムのデータバックアッププロセスには，分析に関連した監査証跡のバックアップを含んでいない。査察中，HPLC-19に関連するスタンドアロンコンピュータは機能的ではなかった。監査証跡情報をバックアップから回復できなかった。
3. Electronic chromatography data is stored on stand-alone systems for seven of the (B) (4) HPLCs and one of the (B) (4) GCs. There are no controls to prevent deletion of the source data. Analyst	3. 7つの (B) (4) HPLCと1つの (B) (4) GCのクロマトグラフィーの電子データはスタンドアロンシステムに保存するが，元データの削除を防止するコントロールシステムがない。分析者は，コン

原文	意訳
reported that have deleted files directly from the source data of the hard drive of the computer. 4. Only hard copy chromatogram are reviewed. The E.Z Chrome generated reports for printing chromatograms are not protected. This software is used for five of the (b) (4) HPLCs. Analysts can change sample identifications or dates on the chromatograms prior to printing. 5. Chromatograms were reviewed that had no corresponding entries in the audit trail records. For example, analysis performed on 03 March 2014 for (B) (4), Lot (B) (4) X for HPLC 15. The chromatograms are dated 03 March 2014, but there are no entries in the audit trail between 28 February 2014 at 9:27 and 04 March 2014 at 10:09, 6. Audit trail reviews are limited to only checking the audit trail against the written instrument log. 7. Toxi-master software is used to collect data for endotoxin testing of finished API samples. The software does not require user mane/passwords, there are an audit trails, and electronic data can be deleted. 8. Electronic data for FTIR-3 was stored on the hard drive of the associated computer. There were no controls to prevent deletion of data and deleted FTIR data was observed in the computer "Recycle	ピュータのハードドライブの元データから直接ファイルを削除したと報告した。 4. ハードコピーとなったクロマトグラムのみを確認している。印刷用クロマトグラムについてのE.Z Chromeが生成したレポートは保護されていない。このソフトウェアは，5つの (B) (4) HPLCに使用される。分析者は，印刷前にクロマトグラムのサンプルの識別番号や日付を変更することができる。 5. 監査証跡レコードに対応するエントリがないクロマトグラムを確認した。例えば，分析は (B) (4) が2014年3月3日，HPLC 15がロット (B) (4) Xで行われた。クロマトグラムは2014年3月3日付であるが，2014年2月28日9時27分から2014年3月4日10時9分までの間，監査証跡にエントリはない。 6. 監査証跡のレビューは，監査証跡を機器ログに照らし合わせてチェックすることだけに限定されている。 7. Toxi-masterソフトウェアを使用して，完成した原薬サンプルのエンドトキシン試験のデータを収集しており，ソフトウェアはユーザーの名前／パスワードが不要となっている。監査証跡はあるが，電子データを削除することができる。 8. FTIR-3の電子データは関連する電子データとコンピュータのハードドライブに保存された。データの削除を防ぐコントロールはなく，コンピュータの

第2章 FDAが求める適切なCAPAの考察〜#483からWarning Letter発出までの経過を読み解く

原文	意訳
Bin". This system that was used until 19 February 2016 and lacked username/ passwords and audit trails. 9. The TOC used for testing water conductivity has an audit trail that is archived by the software (B) (4) and then cleared. The laboratory personnel are unable to access the archived audit trail data. During the inspection no audit trail entries prior to 06 June 2015 could be reviewed. 10. Passwords used to access analytical software are assigned by a manager that also knows the analyst's password.	「ごみ箱」で削除されたFTIRデータが観察された。このシステムは2016年2月19日まで使用されていたが、ユーザー名／パスワードおよび監査証跡がなかった。 9. 水の導電性を試験するために使用されるTOC計は、ソフトウェア (B) (4) によってアーカイブされ、その後クリアされる監査証跡がある。試験担当者はアーカイブされた監査証跡データにアクセスすることができない。査察中に、2015年6月6日より前の監査証跡エントリをレビューすることはできなかった。 10. 分析ソフトウェアにアクセスするために使用されるパスワードは、あるマネージャによって割り当てられるが、彼は分析者のパスワードも知っている。

　査察時，FDA査察官は品質試験室で分析試験に使用されている分析機器を丹念に調査した。その内容は，コンピュータシステムの立ち上げ，ソフトウェアの起動，HPLC/GC等のクロマト装置，赤外分光器，TOC，これらに接続しているコンピュータシステムのファイル，バックアップまでの数々の補助システムを含む総合的な分析・情報管理の実演を含めて調査した。それぞれで，データインテグリティにかかわるコンピュータのデータの保全に欠陥があることが観察され，それらを#483に記述している。

【FDAに提出されたCAPA計画の評価】

原文	意訳
We acknowledge that you have committed to upgrading your analytical systems to be compliant with CGMP requirements. However,	分析システムをCGMP要件に準拠するようにアップグレードすることは評価する。しかし，新しい機器の入手，新しいデー

1. データインテグリティ関連の不備

原文	意訳
procuring new instruments, installing new and upgraded data acquisition software, and enabling various features on software are not sufficient alone. These steps will be effective only if you implement appropriate procedures and systems to ensure that your quality unit reviews all production and control data and associated audit trails as part of the batch release process.	タ収集ソフトウェアのアップグレード，およびソフトウェアでのさまざまな機能の有効化だけでは十分ではない。 これらの手順は，出荷判定の手順の一環として品質部門がすべての生産／品質管理データと関連する監査証跡を確認するために適切な手順とシステムを備えている場合にのみ有効である。

　FDAに提案したCAPAは，不正なアクセスと記録に残らない変更の防止のための分析機器の更新，最新鋭化，使用するソフトウェアの更新と手順の改訂であったが，FDAの評価は分析機器，ソフトウェア等の更新だけではデータインテグリティの保証はできないとのことで，CAPA不十分であると判断された。

【FDAが期待していたCAPAの内容】

原文	意訳
A. A comprehensive investigation into the extent of the inaccuracies in data records and reporting. Your investigation should include: • A detailed investigation protocol and methodology; a summary of all laboratories, manufacturing operations, and systems to be covered by the assessment; and a justification for any part of your operation that you propose to exclude. • Interviews of current and former employees to identify the nature, scope, and root cause of data inaccuracies. We recommend that these interviews be	A. データ記録と報告における不正確さの程度に関する包括的な調査として以下が含まれるべきである。 • 詳細な調査手順と調査方法。すべての品質試験室，製造作業，および評価の対象となるシステムの概要，および作業の一部を除外することを提案する妥当性。 • データの不正確さの性質，範囲，および根本的な原因を特定するための，現在および退職した従業員へのインタビュー。 　インタビューは有資格の第三者によって行われることを勧める。 • 貴社の施設におけるデータインテグ

29

原文	意訳
conducted by a qualified third party. • An assessment of the extent of data integrity deficiencies at your facility. Identify omissions, alterations, deletions, record destruction, non-contemporaneous record completion, and other deficiencies. Describe all parts of your facility's operations in which you discovered data integrity lapses. • A comprehensive retrospective evaluation of the nature of the testing data integrity deficiencies. We recommend that a qualified third party with specific expertise in the area where potential breaches were identified should evaluate all data integrity lapses. B. A current risk assessment of the potential effects of the observed failures on the quality of your drugs. Your assessment should include analyses of the risks to patients caused by the release of drugs affected by a lapse of data integrity, and risks posed by ongoing operations. C. A management strategy for your firm that includes the details of your global corrective action and preventive action plan. Your strategy should include: • A detailed corrective action plan that describes how you intend to ensure the reliability and completeness of all of the data you generate, including analytical data, manufacturing records, and all data	リティ不備の評価。記録漏れ，変更，削除，記録の破壊，同時に行われていない記録，その他の欠陥を特定すること。 データインテグリティの喪失を発見した施設の運用をすべて説明すること。 • 試験データのデータインテグリティ欠如の性質に関する包括的な回顧的評価。潜在的な違反が確認された分野で特定の専門知識を持つ有資格の第三者が，すべてのデータインテグリティの喪失を評価することを勧める。 B. 観察された不備が貴社の医薬品の品質に及ぼす潜在的な影響の現在のリスク評価。評価には，データインテグリティの喪失の影響を受けた医薬品の出荷によって引き起こされた患者へのリスク，および進行中の製造作業によってもたらされたリスクの分析を含めること。 C. グローバルな是正措置および予防措置計画の詳細を含む，貴社の管理戦略。戦略には，以下を含むこと。 • 分析データ，製造記録，およびFDAに提出されたすべてのデータを含め，作成したすべてのデータの信頼性と完全性をどのように確保するつもりかを説明した詳細な是正措置計画。 現在の計画の範囲と深さが調査とリ

原文	意訳
submitted to FDA. • A comprehensive description of the root causes of your data integrity lapses, including evidence that the scope and depth of the current action plan is commensurate with the findings of the investigation and risk assessment. Indicate whether individuals responsible for data integrity lapses remain able to influence CGMP related or drug application data at your firm. • Interim measures describing the actions you have taken or will take to protect patients and to ensure the quality of your drugs, such as notifying your customers, recalling product, conducting additional testing, adding lots to your stability programs to assure stability, drug application actions, and enhanced complaint monitoring. • Long term measures describing any remediation efforts and enhancements to procedures, processes, methods, controls, systems, management oversight, and human resources (e.g., training, staffing improvements) designed to ensure the integrity of your company's data. • A status report for any of the above activities already underway or completed.	スク評価の調査結果と整合性があるかの証拠を含む，データインテグリティの喪失の根本的な原因の包括的な説明。データインテグリティの喪失の個々の責任が，貴社におけるCGMP関連データまたは医薬品申請データに影響を与えるかどうかを示すこと。 • 顧客への通知，製品の回収，追加テストの実施，安定性を保証するための安定性プログラムの追加，医薬品申請措置，苦情のモニタリングの強化など，患者を保護し，医薬品の品質を確保するために行った，行う予定の行動の暫定措置。 • 貴社のデータインテグリティを確保するように設計された手順，プロセス，方法，統制，システム，管理監督，および人的資源（教育訓練，スタッフの入れ替え）に対する改善努力および強化を記述した長期的な対策。 • 上記の活動のうち，すでに進行中または完了したものに関するステータス報告。

当該製造所は，広範囲にわたる原因・影響調査の結果に基づいていないCAPAを立案していると FDAは判断している。「GMPにおける品質」に「情報」が含まれていることをFDAは強調しており，データインテグリティの範囲は，試験室の品質試験に限らない。

外部から寄せられる品質情報，製造記録の照査で得られる情報，副作用情報等あらゆる情報が対象となるため，品質試験室の分析機器から得られる生データに限らないことを伝えている。また，今回査察で観察された，不正なアクセスが可能であること，また記録なしに生データを変更，削除できる状態に品質試験室の機器管理やデータ管理が置かれていたという状況を重く受け止め，過去の品質試験記録をかなりの期間遡って照査することを求めている。さらに，その記録を回顧的に照査する期間には，分析担当者が退職したケースも含まれるため，退職者からも聞きとり調査を行うことを期待している。FDAが納得するには，出荷した製品で，有効期限を迎えていないすべての製品のロットを回顧的に照査する必要がある。

1.5 査察事例から読み取れること

FDAの査察官は，電子データの照査の実技訓練を受けているといわれる。特に，コンピュータシステムが付属した分析機器・工程管理の機器から，監査証跡，バックアップファイルを自らの力で出力できるようにトレーニングをして，一般的な分析機器・工程管理機器のシーケンサーを熟知している。また，事前資料として提出させた機器のリストに基づき，当該機器の弱点・ファイルの探し方も事前に訓練を積んでいるといわれている。

FDAは，HPLC，GC，FTIR，Karl-Fisherなどの品質試験用分析機器に付属するコンピュータの電子記録について，査察で監査証跡，バックアップファイルの所在を確認する。その際，監査証跡の確認・試験室記録（ラボノート）との照合を行う。

監査証跡，バックアップファイルの表示・内容の確認は，通常査察先にて実際に分析を行うか，もしくは分析を行った分析者にコンピュータシステムを操作させて行うことが原則である。このとき，QC/QAの責任者の同席を排除して，担当者のみ隔離して行うこともある。また，FDA査察官が，自らコンピュータシステムを操作して，監査証跡，バックアップファイルの表示・内容の確認を行うこともある。

その際には，査察先の分析者にコンピュータシステムを操作させ，アクセス管理の手順を実際に照査して，セキュリティの充足度を観察することもある。

1.6 FDAが求めるデータインテグリティとセキュリティとは（EMAもほぼ同様）

FDAが製造施設に求めているのは，FDAが新たに提唱したリスクベースGMPの根幹である，リスクの軽減に向けたリスクモニタリング，またデータの信頼性を担保するために求められる重要な項目，「監査証跡のレビュー」，「改ざん防止・隠匿・恣意的な削除の防止」，「コンピュータ化システムへの不正なアクセスの防止」，「すべてのデータの保管・保存」である。

その要件は，大きく次の4項に要約される。

(1) 監査証跡の機能がオンになっていることを定期的に確認

HPLC等監査証跡機能をオン／オフできる装置がある。監査証跡機能がオンになっていると，電子記録の変更を行う都度，IDやパスワードによる本人確認と変更理由の記入が求められる。監査証跡機能はユーザーによりオン／オフできるようになっていることが多い。通常，品質試験では監査証跡機能をオンにして使用する。しかし，装置の保守作業を行うとき等監査証跡機能が不要な場合，一時的に監査証跡機能をオフにすることがある。そのような作業が完了したときに監査証跡をオンに戻すのであるが，オンに戻すのを忘れることがある。したがって，監査証跡機能がオンになっていることを確認しながら使用する必要がある。

不正なデータの削除や，記録の無効化を防ぐためには，保守点検以外では，常時オンになっていることを監視せねばならないと同時に，データの削除とその監査証跡の記録停止を防ぐためにも，分析担当者のアクセス権限をリスクに基づいて設定する。

(2) 監査証跡の記録を定期的にレビューし電子記録の真正性を確認

監査証跡の仕様はさまざまであり，以下に代表的仕様とそれらに対する考え方を示す。

a) システムアクセスをすべて監査証跡とする仕様

不正アクセスの疑義が生じた場合に不正アクセスの有無を調査し，電子記録の真正性への影響を調査するのが主な用途である。したがって，このような監査証跡に対する規則的なレビューは不要か，もしくは疑義が生じた場合等に限定的に行うのが現実的である。

b) 重要パラメータや生データ等の電子記録の変更や削除を監査証跡の対象とする仕様

重要な電子記録に対し不正な変更や削除が行われていないか，すなわち電子記録の真正性を確認するための機能である。この場合の監査証跡のレビューは以下のように行う。

①監査証跡を必要とする電子記録を規定し，監査証跡機能を適切に設定しておく。

②その電子記録の監査証跡を確認するタイミングを規定する例としては，データのQCチェック時，QA照査時等となる。

③監査証跡を活用して電子記録の正当性確認を行う（紙生データに対し行う紙ベースでの確認に相当）。

監査証跡をこのように活用することにより，データインテグリティレベルが向上し，かつ業務を効率化できる。なおMHRAのデータインテグリティガイダンスは，データレビューにおいて監査証跡を含んでメタデータをレビューするよう求めている。

（3）コンピュータ化システムのセキュリティが，不正なアクセスを防止していること

・IDとパスワード等によりシステムへのアクセスを管理し制限すること。
・IDの発行は責任者の権限で行い，IDを表にして管理する。
・離席等で，コンピュータを離れてのなりすまし入力を防止するために，keyboard/screen lock機能を導入する。
・サーバー，ファイルのアクセスは権限設定を行い，不正なアクセスを防止する。
・コンピュータ化システムは，外部のネット環境から遮断して，ローカル環境，オフライン環境で作業を行う。

（4）電子データが安全・正確に，常時照査できるように保存されていること

・電子データは，リンクしたサーバーもしくはコンピュータのハードディスク内の隔離された領域に保管する。
・電子データは定期的に，サーバーもしくはコンピュータのハードディスクからバックアップ用の媒体にコピーして保管する。
・記憶媒体は，陳腐化する前に新しい媒体に移動させる。

　データインテグリティの指摘に対するFDA，EMAが求めるCAPAは，CFR 211ならびにPart 11，およびPIC/S GMP Annex11に基づき，要求項をすべて満足することを宣言することである。コンピュータ環境をFDA・EMA等の当局の要求に適合させるために実施しなければならない点を次項に例示する。

1.7 データインテグリティ確保のために準備する項目

（1）セキュリティ（アクセス管理）

要件：コンピュータ化システムのセキュリティが，不正なアクセスを防止するための手順を定めることが要求される。これは，内部・外部のすべてに当てはまる。

　・IT関連の組織が定められ，その職務・権限が規定されていること。
　・アクセス権限が，リスク分析に即して設定されていること。
　・コンピュータやサーバーが権限のないアクセスから保護されていること。
　・コンピュータと電子生データの安全性が確保されていること。
　　（ア）例えば，コンピュータより離れるときはロック機能が働く
　　（イ）一定時間ごとにバックアップが行われる
　・原データ，変更後のデータを削除できないこと，もしくは削除の記録がログとして保管されること。
　・分析者には，分析実施に必要な分析機器に対しての固有のIDを付与して，アクセスには固有

のIDと特異的なパスワードを用いること。
- パスワードは定期的な更新を行うこと。その更新する期間はリスクによって決めること（例：少なくとも90日以内等）。
- パスワードが，第三者に漏洩しないように保護すること。
- 保守点検を外部の業者に委嘱するとき，作業用のIDの貸与とそのアクセス権限を限定すること。

(2) 監査証跡

要件：品質部門が，監査証跡の機能がオンになっていること，電子データが安全・正確に，常時照査できるように保存されていること，ならびに監査証跡の記録を定期的（随時・予告なしの）にレビューし，電子記録の真正性を確認することが要求される。

- 監査証跡が記録されていること。
- データの正確性を担保するために監査証跡が品質部門に照査されていること。
- トレーサビリティ（データ変更の履歴管理）が適切に確保されていること。
- 保守点検を外部の業者に委嘱するとき，作業後，監査証跡に変更等の逸脱を照査して，記録に残すこと。
- 電子原データと印刷された分析結果が一致することを照査する。

(3) バックアップ，見読性

要件：電子データが，不測の状態に備えて安全・正確な状態で保存されていること。地政学的なリスクを軽減する手段が要求される（データの保管管理）。

- 定期的にバックアップが行われ，バックアップされたデータは，安全に保管されていること。
- バックアップデータは，確実に見読できること。
- バックアップに用いた媒体は，陳腐化することを防ぐ手段が講じられていること。

(4) 保存性（アーカイブ）

要件：電子データが安全・正確に，常時照査できる状態で保存されていることが要求される（データの保管管理）。

- アーカイブ（データ退避）が適切かつ定期的に行われること。
- アーカイブが，陳腐化しないように定期的な見直しが行われること。
- 保存されている電子データが可読状態にあることの定期的な確認。

(5) 正確性

要件：分析機器が作成した生データ，解析プログラムにより解析した1次データが，電子データとして記録され，再解析を行った結果が，原データとは区別されて電子データとして正確に残ってい

ることが要求される。

- ・分析者が"不都合なデータ"の分析日時等の改変ができないように，権限制限措置を行う（設定時刻，区域の変更禁止等）。
- ・HPLC・GC等のクロマトグラムのコピー，別ファイル名に変更等のバッチ記録等改ざん防止ができること。
- ・データ変更が記録できること。
- ・データの正当性を保証するQMSを確立すること。
- ・正確なデータに基づいていることを，品質部門は検証・保証すること。
- ・QC試験室は，すべての生データ・電子データを保存すること。
- ・得られた結果に対する管理と照査を定期的に行うこと。

(6) 完全性／網羅性

要件：監査証跡の記録を定期的にレビューし電子記録の真正性を確認することと，電子データのみならず印刷したデータ等のすべてのデータが一致すること，保存されていることが要求される（データ完全性の保証）。

- ・データを削除不能としていること。
- ・良い結果がでるまで再分析等を繰り返すことを，手順・教育訓練で防ぐこと。
- ・試し注入分析の生データを残すこと。
- ・電子記録を許可なく変更することを不可能にすること。
- ・品質試験室において電子記録をすべて残すこと。
- ・OOSとなった分析記録は，OOS処理の手順に従い，記録・調査すること。
- ・HPLCのファイルはすべて保存すること。
- ・HPLCの電子生データは，印刷後も保管すること。
- ・HPLCのデータ完全性で多々問題になるシステム適合性の検討。

試し注入に関しては，FDAが発出したデータインテグリティに関するQ&A形式のガイダンス，"Data Integrity and Compliance With Drug CGMP Questions and Answers"のQ13で，HPLCシステム適合性試験の実施に関して，明確に下記のように回答している。なお，この回答は，FDAが発出したWarning Letterの多数の例を踏まえて，HPLCシステム適合性試験での求められる手順を解説している。

【Data Integrity and Compliance With Drug CGMP Questions and Answers】

原文	意訳
13. Why has FDA cited use of actual samples during "system suitability" or test, prep, or equilibration runs in warning letters? FDA prohibits sampling and testing with the goal of achieving a specific result or to overcome an unacceptable result (e.g., testing different samples until the desired passing result is obtained). This practice, also referred to as testing into compliance, is not consistent with CGMP (see the guidance for industry Investigating Out-of-Specification (OOS) Test Results for Pharmaceutical Production). In some situations, use of actual samples to perform system suitability testing has been used as a means of testing into compliance. FDA considers it a violative practice to use an actual sample in test, prep, or equilibration runs as a means of disguising testing into compliance. According to the United States Pharmacopeia (USP), system suitability tests must include replicate injections of a standard preparation or other standard solutions to determine if requirements for precision are satisfied (see USP General Chapter<621>Chromatography). System suitability tests should be performed according to the firm's established written procedures—which should include the identity of the preparation to be injected	13. FDAは，警告書に「システムの適合性」や試験，準備，または平衡試験の際に実際のサンプルの使用を引き合いに出したのはなぜか？ FDAは，特定の結果を達成する目的または許容できない結果（例えば，所定の合格結果が得られるまで異なる試料を試験する）を解消する目的でのサンプリングおよび再試験を禁止する。この慣行は，コンプライアンスのテストとも呼ばれ，CGMP（規定外試験（OOS）のガイドを参照）には適合しない。状況によっては，システム適合性試験を実行するための実際のサンプルの使用が，適合性を確認する手段として使用されている。FDAは，試験，準備，または平衡試験で実際のサンプルを使用して分析試験を偽装する手段を違反行為とみなしている。米国薬局方（USP）によると，システム適合性試験には，精度の要件が満たされているかどうかを判断するために標準製剤または他の標準溶液の反復注入が含まれていなければならない（USP General Chapter<621>Chromatography参照）。システム適合性試験は，注入される溶液の調合とその選択の根拠と適用の承認，または適用されるモノグラフ（§§211.160および212.60）を含む，製薬企業にて確立された手順書に従って実施する必要がある。実サンプルをシ

37

原文	意訳
and the rationale for its selection—and the approved application or applicable compendial monograph (§§ 211.160 and 212.60). If an actual sample is to be used for system suitability testing, it should be a properly characterized secondary standard, written procedures should be established and followed, and the sample should be from a different batch than the sample(s) being tested (§§ 211.160, 211.165, and 212.60). CGMP original records must be complete (e.g., §§ 211.68(b), 211.188, 211.194) and subjected to adequate review (§§ 211.68(b), 211.186(a), 211.192, and 211.194(a)(8)). Transparency is necessary. All data—including obvious errors and failing, passing, and suspect data—must be in the CGMP records that are retained and subject to review and oversight. An investigation with documented, scientifically sound justification is necessary for data to be invalidated and not used in determining conformance to specification for a batch (see §§ 211.160, 211.165, 211.188, and 211.192).	ステム適合性試験に使用する場合は, 適切に品質評価／特徴づけされた二次標準品でなければならない。手順書を準備して, その手順に従い, そのサンプルは試験されるサンプルとは異なるバッチでなければならない (§§211.160, 211.165および212.60)。CGMPオリジナル記録は, (§§211.68(b), 211.188, 211.194) 完全に記録され, 適切な照査 (§§211.68(b), 211.186(a), 211.192, および211.194(a)(8)) を受けなければならない。透明性が必要である。明白なエラーや失敗, 適合, 疑わしいデータを含むすべてのデータは, CGMP記録内に保持され, 照査と監視を条件としなければならない。無効にされたデータ, バッチの仕様への適合性を判断するために使用されない (なかった) データには, 文書化され, 科学的に正当な理由がある調査が必要である (§§211.160, 211.165, 211.188, および211.192参照)。

(7) 品質試験用分析機器の近代化

要件：分析機器は, データインテグリティを満足させる機能を有した仕様が要求される。

・QC試験室で品質試験に用いる分析機器 (HPLC, GC, FTIR, Karl-Fisher等) には, 監査証跡を記録する機能を付属していること。

・分析機器に付属するコンピュータならびに結果を解析するのに使用するコンピュータは, ID/パスワード管理が可能なOSを搭載していること。

・十分な容量を備えたデータのバックアップ機能を有していること。

(8) 手順・教育訓練プログラム

要件：データインテグリティ確保の手順を定めることと，その遵守ができるように教育訓練が要求される。

・アクセス権限が階層別に定められ，それが文書化されること。教育訓練が行われていること。
・パスワードの定期的更新が実施され，違反が監視されていること。
・品質部門の監査証跡，データの完全性の照査が定期的に行われ，その記録が可視化されていること。
・コンピュータ，データセキュリティに関する教育訓練がなされていること。
・品質部門は，分析機器より独自に監査証跡を照査できる教育訓練を受講して，かつ認定されていること。

1.8 根本原因の調査とFDAが求める（期待する）CAPA

データのセキュリティ・インテグリティが，十分にガイドラインに即して整備・運用されていなかった根本原因は，各製造所とも，①製品品質の管理に重点が置かれ，無形の品質であるデータを軽んじてきたという"文化"があげられるのではないか。また，②分析機器の進歩とそれを取り扱う分析者のGMPコンプライアンスの意識の欠如，性善説に基づく行動という文化と，それを③品質部門が監視・照査する機能がなかった，④担当者が試験記録・データ，コンピュータのセキュリティに責任を持つことの教育訓練，認定がなかったの4点があると考える。

この根本原因に対するCAPAの例は，以下のようになる。

・分析（工程管理）より発生する情報も医薬品の品質の一部であるという文化・QMSを推進する品質マニュアルを経営層と合同で作成・推進する。
・性悪説に基づくQMSの再構築をする。
  ➢ 作為的なデータの改ざん・削除・繰り返し試験を防ぐための教育訓練，それを防止・監視する機能の確立・文書化。
・分析機器・情報機器の近代化を遅延なく行う。
・分析者を含め，CGMPの組織に従事する経営層を含む全従業員へのデータインテグリティの教育訓練と評価を行い，繰り返しの不正対応の演習を行う。

品質部門の責務，役割

2.1 品質システムの確立

　#483の指摘でも多いのが，品質システムの確立に関してであり，QAの役割機能の不全に関して，FDAは繰り返し主張している。#483の観察事項で品質システムに関するものが数件含まれていても，#483に対するCAPA案が個別の事案に絞られ，品質システムでの観察事項でありながらシステムへの根本原因の調査がないケースがある。そうした場合FDAの査察官は，品質システム確立の欠陥が査察時の観察事項の根本原因と判断して，Warning Letterを発出し，さらに「品質部門の責務，役割（Quality Unit Authority）」を独立した項目としてWarning Letterに記述することがある。つまり，GMPの仕組みの中で，品質部門の地位が確保されずにいる，または品質部門が軽んじられていることを，査察官が査察実施段階で読み取ることがある。

　品質部門が責任を持って逸脱・OOS，変更を管理できずに，例えば生産や販売部門に押し切られて，適切な逸脱・OOS調査を行っていない状態で出荷を容認した，また逸脱管理での影響調査を適切に行わず，その結果逸脱の再発が起きていることを査察中にFDA査察官が文書等の照査で確認し，CAPA案にはこの脆弱性の対応が含まれていないため警告書を示したと思われる事例がある。また，品質部門に人員が割り当てられていないこと，品質部門を尊重していないといった記述もみられることがある。

2.2 ドイツの製薬企業のCMO部門へのWarning Letter

　本章1.2項で示したものと同じWarning Letterである。CGMPの基本である，品質部門の機能不備が疑われるケースについても触れられている。

Warning Letter 320-18-08　November 14, 2017

https://www.fda.gov/ICECI/EnforcementActions/WarningLetters/2017/ucm595730.htm

【Warning Letterでの指摘事項】

原文	意訳
3. Your firm failed to establish an adequate quality control unit with the responsibility and authority to approve or reject all components, drug product containers, closures, in-process materials, packaging	3. 貴社は，すべての構成成分，医薬品容器，密封装置，中間体，包装材，ラベル，および医薬品を適合判定する。医薬品の同一性確認，力価，品質そして純度に影響を及ぼすすべて

原文	意訳
materials, labeling, and drug products, and that approves or rejects all procedures or specifications impacting on the identity, strength, quality, and purity of the drug product (21 CFR 211.22 (a) and (c)). Your quality control unit did not sufficiently oversee adequacy of procedures at your facility to assure drug product quality.	の工程もしくは規格の承認，拒絶する責任と権限を持った適切な品質部門を確立できていなかった（21 CFR 211.22 (a) および (c)）。 貴社の品質管理部門は，医薬品の品質を保証するために貴社の施設での手順の妥当性を十分に監督・指導していなかった。
A. Discarded training records Our investigators observed discarded original personnel training records. Your procedure 3-040-127, Use of the Schulungsdaten bank (Learning Management System) in the Supply Center ●● requires these records to be maintained. In your response, you committed to retain original training records. However, you did not reassess your program to ensure that personnel were trained and capable of performing their assigned functions.	A. トレーニング記録の破棄 FDAの査察官は廃棄されたオリジナルの個人の教育訓練記録を観察した。貴社の手順3-040-127では，●●のサプライセンターに設置されている教育訓練管理システムを用いて，教育訓練記録を保管することが決められている。貴社の回答では，貴社はオリジナルのトレーニング記録を保管することを約束した。ただし，担当者がトレーニングを受け，指名された職務を実行・検証するために，プログラムを見直すことはしなかった。
B. Discarded automated visual inspection machine parameters In a (b) (4) department office waste bin, our investigators observed discarded forms used to document and set inspection parameters for your automated tablet visual inspection machinery. These parameters are used to accept or reject tablets. In your response, you noted that you documented and approved final set-up	B. 廃棄された自動外観検査機のパラメータ (b) (4) 部門事務所のごみ箱で，査察官は貴社の自動錠剤外観検査機器の検査パラメータの設定に使用した様式が，ごみ箱に廃棄されていることを観察した。これらのパラメータは錠剤の適・不適を判定するために使用される。貴社の回答では，最終的なセットアップパラメータを文書に残し，承認

原文	意訳
parameters, "but historically the calculations generated in support of those parameters have not been preserved." You indicate that programming the visual inspection machine to detect defects may not be a CGMP activity. We note that the parameters of this machinery are used to discriminate between acceptable and unacceptable tablets. Accordingly, entering reliable settings into machine programming is part of CGMP.	したと述べたが,「経験上,これらのパラメータを設定に使用した計算は保存されていない」。貴社は,欠陥を検出するために外観検査機をプログラミングすることは,CGMP活動ではないかもしれないと示した。この自動錠剤外観検査機器のパラメータは,錠剤の適・不適を判定するために使用されることに留意されたい。したがって,信頼性の高い設定を機械プログラミングに入力することはCGMPの一部である。

　この違反は,CGMPの根幹である品質部門が機能していない,すべての部門への監視を怠った,違反を見逃した,記録を保管していないといったものである。データインテグリティの不備に関しても,品質部門が機能していれば防げたことである。

【製造所へ手交された#483】

原文	意訳
Observation 4 A document control system has not been established. 1. there is no document control system to track issuance and use of GMP documents in the production area. Production personnel print or copy from master copies and there is no process to reconcile the use of the forms. The following GMP documents were observed in a waste bin on 13 January 2017. A. Partial batch record (B) (4) for (B) (4) Tablets. It was partially completed for the	観察事項4 文書管理システムが確立されていない。 1. 生産部門（現場）にはGMP文書の発行と使用を追跡する文書管理システムがない。製造担当者がマスター文書から印刷またはコピーするが,様式の使用を管理するプロセスがない。以下のGMP文書は,2017年1月13日にごみ箱で観察された。 A.（B）（4）錠のバッチ製造記録（B）（4）の一部分。（B）（4）プロセスの開始に関して部分的に完了していた。照査されたバッチ製造記録は,バッチ製造

原文	意訳
start of the (B) (4) process. The batch record reviewed did not note that this portion of the batch record was missing when the batch record was reviewed and approved. This portion was later discarded. B. Two cleaning records related to (B) (4) FPL (B) (4) on 12 January 2017. It was reported a mistake was made on the form where the original data was recorded. The operator re-wrote the data onto a new form and discarded the original. C Numerous partially filled set-up forms for mounting of equipment associated with the start of (B) (4) campaigns were found in the waste bin. These included forms that were completely missing form batch records where the batch record reviewer did not detect the missing document and forms that were rewritten due to apparent incorrect information. D. Numerous set-up parameter forms for setting tablet visual inspection parameter were observed in the waste bin. The original documents should have maintained as part of the raw data for the setting of parameters. Additionally, some of the discarded forms had been written using pencil. E. Numerous original signed training records were found in the waste bin. The original records are required to be maintained per SOP 3-040-127.	記録がレビューされ，承認されたときに，バッチ製造記録のこの部分が欠落していたことに気づかなかった。この部分は後で破棄された。 B. 2017年1月12日の (B) (4) FPL (B) (4) に関連する2つの洗浄記録。元のデータが記録されたフォームに誤りがあったことが報告された。オペレータはデータを新しいフォームに再書き込みし，オリジナルを破棄した。 C. (B) (4) キャンペーンの開始に関連した機器の取り付けのための，部分的に記入された多数のセットアップ記録様式がごみ箱から見つかった。これらには，バッチ記録レビューアーが欠落した文書を検出しなかった場合，バッチ記録から完全に欠落していた書式，および明らかに不正確な情報により書き直された書式が含まれていた。 D. 錠剤の外観検査パラメータを設定するための多数の設定パラメータ様式がごみ箱で観察された。元の文書は，パラメータ設定のための生データの一部として保管されているはずである。さらに，破棄された様式のいくつかは鉛筆を使って書かれていた。 E. 多数のオリジナルの署名済み訓練記録がごみ箱から見つかった。元の記録はSOP 3-040-127に従って保管する必要がある。

第2章　FDAが求める適切なCAPAの考察〜#483からWarning Letter発出までの経過を読み解く

原文	意訳
2. In the microbiological laboratory, duplicate sets of records containing raw data for the same personnel clean room qualification documentation were observed. The analyst stated the raw data from the copied sheets is later transferred to the official sheet and the forms with original raw data are discarded.	2. 微生物試験室では，同じ職員のクリーンルーム認証の生データを含む記録の重複セットが観察された。分析者は，コピーされたシートの生データは後で公式シートに転記され，元の生データを含む様式は破棄されると述べた。
3. Non-visible particle monitoring data from room (B) (4) is recorded on laminated sheets of paper. The data recorded on the sheet can be erased.	3. 部屋 (B) (4) の微粒子検査データは紙のラミネートシートに記録され，シートに記録されているデータを消去することができた。
4. Paper shredders are present in the QC laboratory and production area office.	4. シュレッダーがQCラボおよび製造区域のオフィスにある。

　FDA査察で観察された事項は，査察官がよく調べるごみ箱で生データ，印刷物が発見されたというものであった。また，記録の大部分は，コンピュータ・自動化されたシステムに保管され，一部は紙ベースであったが，あるべきシステムの中に記録が保存されていないことが観察されている。初歩的な文書管理ができていないという不備である。

【FDAがCAPAとして期待していた内容】

原文	意訳
In response to this letter:	このWarning Letterへの回答として；
• Reassess any systems or activities associated with drug manufacturing or testing equipment that you consider "non-GMP." Provide your reassessment and describe improvements in your procedures for document handling, retention, and destruction.	• 「GMP適用外」としている医薬品製造または検査機器に関連するシステムまたは実績を再評価すること。GMP文書の取り扱い，保管，および破棄に関する文書管理手順の改善点について説明すること。
• Review your training program's effectiveness, including but not limited to evaluating the	• 教育訓練プログラムの有効性を確認する，一部の作業者がSOPに従わなかっ

44

原文	意訳
reason (s) that some individuals failed to follow standard operating procedures. Summarize your CAPA.	た理由を評価することを含むが，これらに限定されないCAPAの要約を提出すること。

　FDAはCAPAとして，GMP上の文書管理システムの再構築を要求している。この場合の再構築は，既存文書の見直し，リスクの洗い出し，文書管理の教育訓練見直し等，GMP内のすべての文書，コンピュータ化した文書を含め，見直しと再構築が要求される。

　特にCAPAを行うためには，この文書管理の不備が安全性，品質に影響を及ぼしていないかの照査と報告が必須である。

　教育プログラムとその記録の保管に関しては，文書管理と同じであるが，さらには教育訓練の有効性を検証する，もしくは再教育をも計画する必要がある。

2.3 メキシコの製薬企業へのWarning Letter

　品質部門が，品質試験の結果，規格を文書化していない，査察官に提供できなった事例であり，基本的にCGMP対応のQMSが機能していないことが示されている。個々の違反事項（2項）では製造所全体の潜在的な欠陥をクリアにできず，根本原因は品質部門，もしくはその機能に問題があるとしてシステムへのWarning Letterとなっている例である。

Warning Letter 320-18-46　April 18, 2018
https://www.fda.gov/inspections-compliance-enforcement-and-criminal-investigations/warning-letters/degasa-sa-de-cv-542521-04182018

【Warning Letterでの指摘事項】

原文	意訳
We acknowledge your commitment to update your procedure for laboratory records. However, you did not address how you will assure that procedures are appropriate, properly implemented, and followed. You also did not adequately address the impact of your insufficient data on decisions made by	品質試験記録に関する手順を更新するという貴社のコミットメントを認める。ただし，手順が適切で，適切に実施され，それに従っていることをどのように保証するのかについては説明されなかった。また，製造および製品の品質に関して貴社が下した決定に対する貴社の不十分なデータ

原文	意訳
your firm regarding manufacturing and product quality.	の影響に適切に対処していなかった。
Quality Unit Authority Significant findings in this letter indicate that your quality unit is not able to fully exercise its authority and/or responsibilities. Your firm must provide the quality unit with the appropriate authority, sufficient resources, and staff to carry out its responsibilities and consistently ensure drug quality.	品質部門の権限 このWarning Letterの重大な観察事項は，貴社の品質部門がその権限や責任を十分に発揮できていないことを示している。貴社はその責任を遂行し，そして一貫して医薬品の品質を保証するために適切な権限，十分なリソース，そして人員を品質部門に提供しなければならない。

　この製造所の品質試験室の記録が，査察時に提出できない状態であった。いわゆる，CGMPの基本的試験記録が保存されていない，もしくは適切に記録されていないことが示唆された。さらに，#483に対しては，記録の作成，保存の手順を改訂することを回答としているが，その改訂された手順が適切であること，遵守されるかの保証は，回答書で言及していない。このような状況では，品質部門の日常の活動，能力，適格性が疑われる。少なくとも，#483のCAPAとしては，このような記録の不備の根本原因の調査が必須であり，この製造所の能力に見合った資源が用意されているか，このようなQMSが有効に働いていないことを経営層が認識しているか，もし認識していないならば経営層への連絡・認識作業もCAPAの一部となる。さらに，品質部門がCGMPでの中心的機能であるという体制構築に関する改善計画も必要となる。

2.4 GMPの理解度が不足していることによるWarning Letter

　査察での観察事項ならびに#483への回答をFDAが評価し，GMPへの理解度が及第点に達していないと判断された例である。

Warning Letter 320-18-66 July 27, 2018

https://www.fda.gov/ICECI/EnforcementActions/WarningLetters/ucm615992.htm

2. 品質部門の責務，役割

【Warning Letterでの指摘事項】

原文	意訳
Quality Unit Authority Significant findings in this letter indicate that your quality unit is not able to fully exercise its authority and responsibilities. Your firm must provide the quality unit with the appropriate authority and sufficient resources to carry out its responsibilities and consistently ensure drug quality. See FDA's guidance document, Quality Systems Approach to Pharmaceutical CGMP Regulations, for help implementing quality systems and risk management approaches to meet the requirements of CGMP regulations (21 CFR, parts 210 and 211)	品質部門の権限 このWarning Letterの重要な観察事項は，貴社の品質部門がその権限と責任を十分に発揮できていないことを示している。貴社は，その責任を遂行しそして確実に医薬品の品質を保証するために適切な権限と十分な資源を品質部門に提供しなければならない。CGMPの要件を満たすための品質システムおよびリスク管理アプローチの実施の助けとなるFDAのガイダンス文書である，医薬品CGMPへの品質システムアプローチ（21 CFR，part 210および211）を参照すること。

　製造所は，査察前に自己点検でGMPの充足度を評価することが求められてはいるが，当該製造所は，人的資源が乏しく品質システムを確立すらできていない。その上，FDAが示すGMPの規制を理解していない状態であったとみられる。資源の適正配分は経営層の責任であり，早急に対応が求められるが，必要なのは適正な能力，特にGMPを熟知した人材となる。

2.5 台湾のバイオ医薬品企業へのWarning Letter

　台湾のバイオ医薬品企業への査察におけるWarning Letterの内容と，FDAによる不備の個別の指摘を紹介する。

Warning Letter 320-18-56 May 31, 2018

https://www.fda.gov/inspections-compliance-enforcement-and-criminal-investigations/warning-letters/taiwan-biotech-co-ltd-542530-05312018

第2章　FDAが求める適切なCAPAの考察～#483からWarning Letter発出までの経過を読み解く

【Warning Letterでの指摘事項①】

原文	意訳
1. Your firm failed to establish an adequate system for monitoring environmental conditions in aseptic processing areas (21 CFR 211.42 (c) (10) (iv)). ・・・ In your response, you stated that you created a standard operating procedure (SOP) to track your environmental monitoring samples, and committed to hiring more personnel to supervise activities. However, your response was inadequate. You did not provide the SOP or indicate plans to fully remediate your environmental monitoring program. You also did not indicate whether all unaccounted samples identified by our investigator were enumerated, and if investigations and risk assessments were initiated in response to any results outside established limits. In addition, you did not indicate whether a comprehensive review of all laboratory practices and controls was conducted to ensure reliable laboratory operations, including but not limited to accurate reporting of all laboratory data.	1. 貴社は，無菌処理区域の環境モニタリングの適切なシステムを確立することを怠った (21 CFR 211.42 (c) (10) (iv))。 <中略> 貴社は回答で，貴社の環境モニタリングのサンプルを監視するための標準操作手順書 (SOP) を作成し，環境を監視するためにより多くの人員を雇うことを約束すると述べた。しかし，貴社の対応は不十分であった。貴社は（作成した）SOPを提供せず，貴社の環境モニタリングプログラムを是正する計画を示さなかった。また，FDAの査察官が特定した未検査のサンプルがすべて含まれているかどうか，および制定された限度を結果が超過した場合，調査およびリスク評価が開始されたかどうかは不明である。さらに，すべての品質試験室データの正確な報告を含むがこれに限定されない，信頼できる試験室業務を確実にするために，すべての試験室実務および統制の包括的な見直しが行われたかどうかを示さなかった。
2. Your firm failed to follow an adequate written testing program designed to assess the stability characteristics of drug products (21 CFR 211.166 (a)). ・・・	2. 貴社は医薬品の安定性にかかわる特性を評価するために計画された適切に文書化された試験プログラムに従うことを怠った (21 CFR 211.166 (a))。 <中略>

48

原文	意訳
In your response, you indicated that you revised the SOP QOP-046, Receiving/ Using/ Destroying, and you committed to ensure all future stability testing is conducted in a timely manner. However, you failed to provide the revised SOP and a retrospective analysis to determine the root cause of all missing and delayed testing.	貴社の回答では，安定性試験のSOP QOP-046；サンプル授受，試験，廃棄に関して改訂したことを表明し，今後安定性試験をすべてタイムリーに実施することを約束した。しかし貴社は，改訂されたSOPの提供，安定性試験の欠損・遅延の根本原因を明らかにするための回顧的分析・評価の提供を怠った。

この対応はFDAにとって，不足であると判断された例である。その原因は，次に示すように品質管理部門の資源が充足していないこととFDAは推察したと考えられる。

【Warning Letterでの指摘事項②】

原文	意訳
Quality Control Unit Significant findings in this letter indicate that your quality unit is not able to fully exercise its authority and/or responsibilities. Your firm must provide the quality unit with appropriate authority and sufficient resources and staff to carry out its responsibilities and consistently ensure drug quality.	品質管理部門 このWarning Letterの重大な観察事項は，貴社の品質検査部門がその権限や責任を十分に発揮できていないことを示している。貴社は，その責任を遂行し，そして確実に医薬品の品質を保証するために適切な権限と，十分な資源と人員を品質部門に提供しなければならない。

この違反事項は，品質試験室が，GMPに求められている機能（手順書，分析者の教育訓練・認定等）の基本ができていないことを示唆している。査察では，個々の操作，記録・報告書に多くの観察事項が観察された。その対応は，具体性を欠いていたことから，この製造所に対しては個別の観察事項のCAPAでなく，品質部門すべての業務を見直すことを勧告している。

FDAが求めているCAPAは，品質試験に必要な人材（数，質とも）の分配，必要な手順書の整備，その教育訓練と認証を行うことを含む。さらに，この品質試験室で行われた品質試験，安定性試験，出荷判定試験すべてに関して，回顧的に手順書，規格書，プロトコールと合わせて照

合する，時間を限った計画書を作成，提出することである。さらに，この回顧的点検で，異常値，不適合，逸脱が観察されたときの対応措置の定義と，経営層を含むすべての階層で，根本原因の調査とその根本原因を除くCAPA計画書を提出することである。

3 受託製造業者としての責任

3.1 委受託関係の認識

　FDAは，CRO・CMOを，医薬品製造委託者の施設の延長として考えている。CGMPを遵守しなかった場合，顧客の医薬品の品質，安全性，および有効性に影響を与える可能性がある。CRO・CMOはCGMPに完全に準拠して行動し，受託した医薬品の製造・試験中に発生した重大な問題をすべて顧客に知らせる責任があり，顧客がこの重大な問題を理解することが不可欠であると判断している（この考え方は，EMAも同様である）。

　FDAが査察する製造所のかなりの数を占めるのは，受託製造業者である。査察時に発出される#483の内容に対して，製薬企業もしくは受託製造業者としてのCAPAが不十分である，もしくはリスク軽減が不十分で残存・予測される将来のリスクによる品質への影響が潜在的にあるとFDAが判定すると，Warning Letterの発出となる。そのとき，個々の警告事項の記述に加え，「受託製造業者としての責任（Responsibilities as a Contractor）」の項が加えられる。

　Warning Letterにみられる総合的な警告の多くは，この「受託製造業者としての責任（Responsibilities as a Contractor）」であり，FDAは，受託製造業者を委託主の製造所の延長と認識していることが示されている。このことは，委受託者間の良好かつ密な品質に関するコミュニケーションを行うこと，逸脱・OOSに関する連絡・承認・処理が適切に行われることを求めているといえる。さらに，一部のWarning Letterでは，受託製造業者の責任に加えて，委託主の受託企業の管理責任にも言及している。このことから，FDAが査察する製造所の品質システムの適用範囲を広くとらえ，製薬企業と受託製造業者を一体に見なしていると考えられる。

3.2 米国の医薬品製造受託企業へのWarning Letter

　当該企業はグローバル製薬企業との受託契約を締結している。査察での観察事項は，受託医薬品の品質試験において，規格外の製品が出荷されて回収となっていること，さらに承認された試験法が変更されて運用されていたが，委託元の製薬企業には連絡されていなかったことなどである。委託元は後日この変更を知るが，適切に受託企業を監査していなかった例である。

Warning Letter CMS # 534537　March 26, 2018
https://www.fda.gov/ICECI/EnforcementActions/WarningLetters/ucm603613.htm

第2章 FDAが求める適切なCAPAの考察～♯483からWarning Letter発出までの経過を読み解く

【Warning Letterでの指摘事項①】

原文	意訳
1. Your firm failed to thoroughly investigate any unexplained discrepancy or failure of a batch or any of its components to meet any of its specifications, whether or not the batch has already been distributed (21 CFR 211.192). Your firm did not adequately investigate product failures and significant defect complaints. You lacked thorough investigations into root causes, and failed to implement prompt and effective corrective actions and preventive actions (CAPA). In our May 2011, June 2012, and October 2014 inspections, we observed similar failures to conduct adequate investigations that ensure timely and effective corrective actions. Failing Dissolution Results Five lots of Quillivant XR(methylphenidate HCl) for extended-release oral suspension failed dissolution testing between May and November 2016. Three lots failed during release testing, and two lots failed when tested for stability. Your investigations typically invalidated out-of-specification (OOS) results and attributed the cause to the dissolution test method rather than manufacturing. However, you failed to adequately investigate the sources of variation in your manufacturing operation that may have caused your dissolution	1. 貴社は，バッチがすでに出荷済みかにかかわらず，説明できない不一致またはバッチの不適合またはその構成成分が規格外である不適合を徹底的に調査することを怠った（21 CFR 211.192）。 貴社は製品の不適合と重大な品質異常の苦情を適切に調査しなかった。根本的な原因についての徹底的な調査が不足しており，迅速かつ効果的な是正措置および予防措置（CAPA）を実行できなかった。2011年5月，2012年6月，および2014年10月の査察でも，タイムリーで効果的な是正措置を確実にするための適切な調査を同様に怠っていたことを観察している。 溶出結果の失敗 長期放出経口懸濁液用のQuillivant XR（メチルフェニデートHCl）医薬品5ロットが，2016年5月から11月の期間に溶出試験が不適合となった。3ロットは溶出試験中に不合格となり，2ロットは安定性試験で不適合となった。貴社の調査では，通常，規格外（OOS）の結果を無効にし，その原因は製造ではなく溶出試験方法に起因すると結論づけていた。しかし，溶出試験の不適合の原因となる可能性がある貴社の製造上の変動を適切に調査することを怠った。

原文	意訳
problems. ... An additional assessment involving the sponsor, ▲▲, found that original test results were improperly invalidated and dissolution performance was not assured throughout the shelf-life for at least one lot. ▲▲ determined that all five lots needed to be recalled in 2017. ... Your firm and ▲▲ conducted a review of all changes to the manufacturing process and process controls initiated since NDA 202100 approval. You also performed an analysis of process capability. Your review found that one or more steps in the manufacturing process may contribute excessive variation that could cause the dissolution failures. A further assessment of process controls is also being conducted using Failure Mode and Effect Analysis. You expect to complete your process assessment work and perform new process validation studies by (b) (4).	＜中略＞ 委託主である▲▲社を加えての追加の評価では，当初の試験結果が不適切に無効にされ，少なくとも1ロットの溶出試験は有効期間を通じて保証されていないことがわかった。▲▲社は，5ロットすべてを2017年に回収する必要があると判断した。 ＜中略＞ 貴社と▲▲社は，NDA 202100の承認以降に開始された製造プロセスとプロセス管理でのすべての変更をレビューした。また，工程能力の分析も行った。貴社のレビューは製造プロセスの1つ以上のステップが溶出試験に影響する可能性がある，過度の変動を起こすかもしれないことを発見した。また，故障モード影響解析を使用して，プロセス管理のさらなる評価も行われている。貴社は，プロセス評価作業を完了し，(b)(4)までに新しいプロセスバリデーションを実行することを予定している。

　Warning Letterには，査察された製造所は類似の観察事項を以前の査察でも観察されていることと，安全性に影響がある溶出試験不適合な医薬品を出荷したことが指摘されている。苦情等があっても，独自には調査ができておらず，最終的には委託主が加わり製品の照査が行われて初めて不適合と判断し，回収に至った。さらにプロセスの欠陥も見出された。苦情も逸脱も管理できていなかったことが違反事項となった。

第2章　FDAが求める適切なCAPAの考察〜♯483からWarning Letter発出までの経過を読み解く

【FDAに提出されたCAPA計画の評価】

原文	意訳
Your response states that（b）（4）during handling of the powder sample is a contributing factor to dissolution method variability. You state that sample preparation was not adequately specified in the test method or addressed in method validation. You indicate that when employing the dissolution test method submitted in NDA 202100, you allowed at least（b）（4）to elapse between reconstitution of the sample and initiation of dissolution testing, rather than testing the sample promptly.	貴社の回答では，粉末サンプルの取り扱い中の（b）（4）が溶出試験のばらつきの一因となっていると述べている。貴社は，サンプル前処理が試験法で適切に指定されていないか，または分析法バリデーションで検証されていないと述べている。NDA 202100で提出された溶出試験方法を採用する場合，貴社は迅速に検体を試験するのではなく，サンプルの再調製と溶出試験の開始との間に少なくとも（b）（4）の経過時間を許容することを示す。

　回答には，溶出試験の逸脱は登録承認された試験法に欠陥があり，その改善を行いながら製造してきたとの弁明におわっており，CAPAには思えないほど説得性に欠ける内容とFDAは判断している。具体的な対策が報告されていない。

【FDAが期待していたCAPAの内容】

原文	意訳
In response to this letter, provide the following: • A summary of the steps you have taken to ensure timely root cause evaluations and effective corrective action and preventive action (CAPA) for all drug products; • An assessment to determine whether all containers, closures, and components are assigned appropriate expiration or retest dates, and incoming material controls are adequate to prevent use of unsuitable containers, closures, and components.	このWarning Letterへの回答として，以下を提出すること。 • すべての医薬品に対して，タイムリーな根本原因の調査・評価ならびに効果的な是正措置および予防措置（CAPA）を確実にするためにとった工程の要約。 • すべての容器・密閉装置およびコンポーネントの有効期限または再テスト日が適切に設定されているかを判断するための評価。 容器・密閉装置およびコンポーネントが

54

原文	意訳
	使用に適合・不適合かを検査する受け入れ検査の評価。

　FDAとしては，委託主が加わり苦情処理が行われた点は評価するが，GMPの基本である医薬品の原材料の品質評価，特に受け入れ検査，安定性試験について，実施と結果を評価するSOP整備を求めている。さらにGMPの基本の逸脱，苦情の原因調査をCMO自身が行えるように整備することも同様である。

　すでに着手しているプロセスバリデーションと分析法バリデーションの実施，報告は査察時にすぐにCAPAとして行っていたことは評価されているが，本来のCAPAとしては査察以前にプロセスバリデーションと試験法バリデーションの再評価，補填のバリデーションが必要であった。

【Warning Letterでの指摘事項②】

原文	意訳
2. Your firm failed to establish adequate written procedures for production and process control designed to assure that the drug products you manufacture have the identity, strength, quality, and purity they purport or are represented to possess (21 CFR 211.100 (a)). You failed to adequately evaluate the effect on product quality of adding a (b) (4) to filling line (b) (4) to (b) (4) the remaining bulk drug formulation from the (b) (4) at the end of a batch. The (b) (4) was added to the filling line to (b) (4). Your firm decided during your change control process that only (b) (4) would be evaluated to assess the change. In October 2015, you obtained superpotent assay results for codeine polistirex and	2. 貴社は，製造する医薬品が意図している，または所有していると表明されている医薬品の同一性，力価，品質および純度を確実に有するように設計された製造および工程管理のための適切な文書化された手順の確立を怠った（21CFR　211.100 (a) の違反）。(b) (4) から (b) (4) までの残りのバルク薬物製剤を充填ライン (b) (4) から (b) (4) に追加することによる製品品質への影響を適切に評価することを怠った。バッチのおわり (b) (4) を (b) (4) への充填ラインに加えた。貴社は，貴社の変更管理プロセスの間に，変更を評価するために (b) (4) だけが評価されると決めた。2015年10月には，コデイン・ポリスチレックスとクロルフェニラミン・ポリスチレッ

原文	意訳
chlorpheniramine polistirex extended-release oral suspension (lots 10115007A and 10115008A). The superpotency was attributed to use of the (b) (4) at the end of the filling operation. Your firm failed to adequately evaluate this change and its effect on the homogeneity of oral suspension products known to be susceptible to segregation. In addition, your investigation found that operators collected (b) (4) samples prior to use of the (b) (4), instead of at the end of the operation when the (b) (4) was used. Your firm used the (b) (4) in the manufacture of additional lots of codeine polistirex and chlorpheniramine polistirex, hydrocodone polistirex and chlorpheniramine polistirex, and carbinoxamine maleate extended-release oral suspension drug products. You segregated and destroyed shipper cases of only certain product lots filled using the (b) (4) and suspected to include superpotent units. There is no assurance that all potentially superpotent products were destroyed. You acknowledged that you lost shipper case traceability for approximately 50 lots of hydrocodone polistirex and chlorpheniramine polistirex extended-release suspension due to a prior relabeling	クスの持続放出経口懸濁剤（ロット10115007Aと10115008A）の過剰な溶出結果が得られた。過剰な溶出は，充填工程の終わりに(b) (4)を添加したことに起因していた。 貴社はこの変更を適切に評価することを怠った。分離を起こしやすいことが知られている(b) (4)の添加が経口用懸濁剤の均質性に及ぼす影響を適切に評価することを怠った。さらに調査の結果，(b) (4)を使用したときの操作のおわりではなく，(b) (4)を使用する前にオペレータが(b) (4)サンプルを収集したことが判明した。 貴社は，コデイン・ポリスチレックスおよびクロルフェニラミン・ポリスチレックス，ヒドロコドン・ポリスチレックスおよびクロルフェニラミン・ポリチレックス，ならびにカルビノキサミンマレイン酸塩持続放出経口懸濁剤の追加のロット製造に(b) (4)を使用した。貴社は，(b) (4)を使用して，超過溶出を疑われる特定の製品ロット部分の出荷ケースを分離して破棄した。すべての超過溶出の可能性がある製品が破棄されたという確証はない。貴社は，以前の再ラベル付け作業で，およそ50ロットのヒドロコドン・ポリスチレックスとクロルフェニラミン・ポリスチレックス持続性放出懸濁剤出荷ケース追跡可能性を失ったと認めた。ラベルが変更されていないワースト

らFDAは，変更管理手順には逸脱・OOS/苦情を含め，CAPAには根本原因調査を含めることを要求している。

【Warning Letterでの指摘事項③】

原文	意訳
Responsibilities as a contractor Drugs must be manufactured in conformance with CGMP. FDA is aware that many drug manufacturers use independent contractors, such as production facilities, testing laboratories, packagers, and labelers. FDA regards contractors as extensions of the manufacturer.	受託者としての責任 医薬品はCGMPに準拠して製造されなければならない。FDAは，多くの製薬企業が製造施設，試験検査，包装，表示等の業務に独立したCMOを起用していることを認識している。 FDAはCMOを委託者の製造所の延長と見なしている。
You and your customer, ▲▲, have a quality agreement regarding the manufacture of drug products. You are responsible for the quality of drugs you produce as a contract facility, regardless of agreements in place with application sponsors. You are required to ensure that drugs are made in accordance with section 501 (a) (2) (B) of the FD&C Act for safety, identity, strength, quality, and purity. See FDA's guidance document, Contract Manufacturing Arrangements for Drugs: Quality Agreements,	貴社と委託主である▲▲社は，医薬品の製造に関して品質契約を結んでいる。委託主との合意にかかわらず，CMOとして貴社が製造する医薬品の品質に対して責任がある。安全性，確認試験，力価，品質，および純度については，FD&C法のセクション501 (a) (2) (B) に従って医薬品が製造されていることを確認する必要がある。FDAのガイダンス文書医薬品の契約製造契約：品質契約」を参照すること。
Communications with Sponsor You are responsible for ensuring that your firm complies with all applicable requirements, including the CGMP regulations. You should immediately notify the drug application sponsor of changes to the manufacturing or	委託主とのコミュニケーション 貴社はCGMP規制を含むすべての適用可能な要求事項を確実に遵守することを保証する責任がある。医薬品の製造または試験の変更，および関連する医薬品マスター製造指示書の更新については，直

3. 受託製造業者としての責任

原文	意訳
and approved by your quality unit. The change management program should also include specific provisions for determining change effectiveness; • A comprehensive, independent assessment of your overall system for investigations and deviations, atypical events, complaints, OOS results, and failures. The CAPA should include but not be limited to improvements in investigation competencies, root cause analysis, written procedures, and quality unit oversight of investigations; • An independent assessment of your sampling operations to improve detection of upstream process variation with special focus on process steps that can introduce significant variation • A CAPA plan to improve upstream controls and sampling plans; • Documentation to support the destruction of all rejected shipper cases of codeine polistirex and chlorpheniramine polistirex extended-release oral suspension.	の見直しが含まれること。ただし，これに限定されない。変更管理プログラムには，変更の有効性を判断するための具体的な規定も含めること。 • 調査および逸脱，非定型的な出来事，苦情，OOSの結果，および不適合に関するシステム全体の包括的で自主的な評価。CAPAには，調査能力の向上，根本原因の分析，文書化された手順，および調査の品質部門の監督を含むが，これらに限定されない。 • 大きな変動を引き起こす可能性があるプロセスステップに特に焦点を当てて，上流のプロセス変動の検出を改善するためのサンプリング操作の独立した評価。 • 上流工程管理とサンプリング計画を改善するためのCAPA計画。 • コデイン・ポリスチレックスおよびクロルフェニラミン・ポリスチレックスの長期放出経口懸濁剤の出荷拒否の包装単位の破棄を裏付ける文書。

　FDAの指示は，①観察事項のもととなったのは変更管理の不備によるため，リスク管理に基づく変更管理手順を見直して，改訂すること，②溶出性が潜在的に規格外（OOS）である製品の特定と市場のトレース調査と影響調査（これは調査の結果に基づき回収をすることを示唆している），③工程品質管理を含むプロセスバリデーションの見直し，④CAPAの手順の見直しと，その新しいCAPA手順での①～③項のCAPA，である。

　査察された製造所が，溶出性の逸脱が一部原材料の変更によることが明らかになった時点で，製造，出荷を停止せずに，一部の異常製品を推定して残りの製品を出荷し続けたことは，変更管理の手順が機能していない，またリスク評価をしていないことが容易に推察される。このことか

第2章　FDAが求める適切なCAPAの考察〜#483からWarning Letter発出までの経過を読み解く

原文	意訳
Your response is also inadequate because it does not adequately address your sampling operations, investigation process, and change management program, including evaluation of the potential effect of manufacturing changes.	の容器を破棄したことを証明していない。サンプリングの手順，調査プロセス，製造法の変更による潜在的な影響の評価を含む変更管理プログラムに適切に対応していないため，回答も不適切である。

　#483の観察事項に対して，変更管理における変更の影響調査，品質管理のサンプリングの手順等の見直しに関して具体的な自己点検，改訂案の提案をしていない。

　品質試験が不適当であり，溶出性が不適合である製品の特定は不十分であり，潜在的不適合品を隔離廃棄した証拠も科学的には説明されていない。実際の影響範囲が，回答した範囲かどうかに疑問があり，さらに特定した範囲の製品が，実際に廃棄され，市場に出ていないことも，FDAに疑問に思われた。

【FDAが期待していたCAPAの内容】

原文	意訳
In response to this letter, provide the following: • A review of changes implemented since March 2015 to determine potential effect on product quality; • An update on your improvements in risk management and include the relevant procedure (s) ; • A risk assessment of the lots released to the market with possible OOS units and an explanation for why potentially defective lots remained in distribution; • An independent evaluation of your change management system. This review should include but not be limited to review of your procedure (s) to ensure changes are sufficiently justified and adequately reviewed	このWarning Letterへの回答として，以下を提供すること。 • 製品品質への潜在的な影響を判断するために2015年3月以降に実施された変更のレビュー。 • 関連する手順を含むリスク管理の改善手順の更新。 • OOSの可能性がありながら市場に出荷されたロットのリスク評価，および潜在的に不良のロットが流通経路に残っている理由の説明。 • 貴社の変更管理システムの自主的評価。この見直しには，変更は十分に妥当性が証明されること，貴社の品質部門によって十分に見直され，承認されていることを確実にするための貴社の手順

3. 受託製造業者としての責任

原文	意訳
operation. Because testing of one potentially worst-case lot (Lot 08614114A) that had not been relabeled yielded results within specification, you felt it was representative of the other lots. You failed to address the remaining risk of potency issues in the many other lots that lacked traceability of shippers. Your investigation was inadequate and did not support your decision to allow potentially defective products to remain on the market.	ケースのロット（Lot 08614114A）の試験では規格内の結果が得られたので，貴社はそれが他のロットの代表であると感じた。貴社は出荷物のトレーサビリティが検証できない他の多くのロットにおける残存する潜在的なリスクに対処することができなかった。貴社の調査は不適切であり，潜在的に欠陥のある製品を市場に送り続けるという貴社の決定を支持するものではなかった。

　溶出性における不適合が変更管理（一部添加剤の変更）で発生したが，その原因は変更時の影響評価を怠ったためであった。この変更は，多品種の製品に及び，潜在的に不適合な製品が出荷され続けた。一部原材料の変更管理，変更の影響調査，品質検査が不適当であり，溶出性が不適合である製品の特定は不十分であり，潜在的不適合品を隔離廃棄した根拠も乏しいこと，出荷された製品の安全性評価の科学的根拠が乏しいことから，当該の製造所が製造する医薬品の安全性・品質が患者に影響を及ぼす可能性があるため，Warning Letterの発出となったと推察される。

【FDAに提出されたCAPA計画の評価】

原文	意訳
Your response contains discrepancies concerning your disposition of affected codeine polistirex and chlorpheniramine polistirex extended-release oral suspension lot 10115006A. For example, your response stated that you segregated five shipper cases, 0621 to 0625, for rejection. Your supporting destruction documents do not demonstrate that you destroyed shipper case (b) (4).	貴社の回答には，影響を受けたコデイン・ポリスチレックスとクロルフェニラミン・ポリスチレックスの徐放性経口懸濁剤ロット10115006Aの出荷に関する矛盾が含まれている。例えば，貴社の返答では，貴社が不適合のために（b）（4）の5つの出荷用容器（0621から0625）を隔離・分離したと述べた。貴社が示した破棄記録文書は，貴社が製品（b）（4）の輸送用

57

原文	意訳
testing of the drug product, and any relevant drug master file updates, so they can file an appropriate submission to the application (supplement or report in annual report). A major change should not be implemented until a prior approval supplement is approved by FDA.	ちに委託主に通知すること。そうすれば，委託主は適切な申請を提出することができる（申請または年次報告書での報告）。事前承認申請がFDAによって承認されるまで，メジャーな変更は実施しないこと。

　FDAはこのWarning Letterで，CMOが行うべき責任，義務を通告している。また，顧客である委託者の名をあげ，Warning Letterの宛先のCCに委託者の名が記入されて，CMOとの品質契約の遵守の義務に，さらには暗に委託者の契約事項の監視責任にも言及している。とりわけ，委託者とCMOの連絡を品質契約書で明確にすること，また，委託主の責任としてCMOを監査してCGMPの準拠状況を確認する義務を負うことを示している。

3.3 アイルランドのOTC医薬品製造受託企業へのWarning Letter

　アイルランドに所在するOTC医薬品の製造受託企業への査察の結果で，使用した原材料（glycerin）にdiethylene Glycolが混入していたことを受け入れ検査で検出できなかったこと，また査察対象のOTC医薬品に関してプロセスバリデーションが行われていなかったことが指摘されている。このOTC医薬品は製造が中止されていることを理由に，プロセスバリデーションの未実施に関して回答しなかった例である。

Warning Letter 320-18-52 May 16, 2018

https://www.fda.gov/ICECI/EnforcementActions/WarningLetters/ucm607950.htm

【Warning Letterでの指摘事項】

原文	意訳
Responsibilities as a contractor Drugs must be manufactured in conformance with CGMP. FDA is aware that many drug manufacturers use independent contractors, such as production facilities, testing laboratories, packagers, and labelers. FDA regards	受託者としての責任 医薬品はCGMPに準拠して製造されなければならない。FDAは多くの製薬企業が製造施設，試験検査，包装，表示等の業務に独立したCMOを起用していることを認識している。FDAはCMOを委託者

原文	意訳
contractors as extensions of the manufacturer.	の製造所の延長と見なしている。
You and your customer, (b) (4)., have a quality agreement regarding the manufacture of (b) (4) Gel OTC drug product. You are responsible for the quality of drugs you produce as a contract facility, regardless of agreements in place with product owners. You are required to ensure that drugs are made in accordance with section 501 (a) (2) (B) of the FD&C Act for safety, identity, strength, quality, and purity.	貴社と貴社の顧客 (b) (4) は，(b) (4) Gel OTC医薬品の製造に関して品質契約を結んでいる。貴社は，プロダクト所有者との契約を締結していることは承知しているが，その契約の取り決めにかかわらず，CMOとして貴社が製造する医薬品の品質に対して責任がある。安全性，同一性，力価，品質，および純度については，FD&C法のセクション501 (a) (2) (B) に従って薬が製造されていることを確認する必要がある。

　このWarning Letterの項目別の後に記述された総合的評価は，製造所全般にわたる項目で，個々の項には含められない。特に受託者の責任の脆弱性はこれに当てはまる。ここでFDAは，受託製造業者・CMOは製薬企業の一部門ともいうべき存在で，製薬企業の品質システムの下で製造・品質管理を行わねばならないことを論じている。また暗に，委託主である製薬企業には，CMOの製造・品質を自社と同じように管理する責任があることを伝えている。

4. 繰り返される観察事項・警告書の発出

4.1 繰り返される違反への指摘

他の製造所において，査察での観察事項の繰り返しがみられる(CAPAの有効性が欠如)ことは，医薬品製造に対する監督と管理が不十分であることを示している。同一製造所でのWarning Letterおよび#483の繰り返し，同一グループ内製造所で指摘が繰り返されるという点についてFDAは，製薬企業における同一品質システムの不備を言及している。このWarning Letterの内容では，同一製薬企業内の製造所での品質システムの統一化と，FDAの観察事項，CAPAの共有化を強く求めている。このことは，対象となる製薬企業の品質システム，特にCAPAの有効性が疑われ，さらには品質システムの継続的改善がないとも判断されることである。これは，項目別よりも重い警告となると推察される。

「Repeat observations at facility, Repeat observations at multiple sites」項 がWarning Letterに加えられるようになったのは，比較的古く2015年頃である。この年度の第1四半期に，FDAが2014年中の査察において，グローバルに複数の製造所を保有する製薬企業内の複数の製造所に対して発出したWarning Letterが公開され，この警告項が見られるようになった。その年度で多くみられた警告事項は，下記のとおりである。

原文	意訳
A management strategy for your firm that includes a detailed global corrective action and preventive action plan.	詳細なグローバルCAPA計画を含む貴社の管理戦略を要求する。

このWarning Letterを発出された製薬企業は，複数の製造所を保有しており，複数の製造所がその製品をUSに輸出している。また，FDAの査察で同様・類似の欠陥・指摘事項が観察され，#483が発出されている。

従来，FDAはWarning Letterにおいて，指摘事項の記述の後に，下記のような記述を行っていたが，その明確化を進めたと推測される。

63

【2015年以前のWarning Letterの記述】

原文	意訳
You should take prompt action to correct the violations cited in this letter. Failure to promptly correct these violations may result in legal action without further notice including, without limitation, seizure and injunction. Other federal agencies may take this warning letter into account when considering the award of contracts.	貴社は，この文書に記述された欠陥に関して速やかに行動をとること。 これらの欠陥を的確に是正しなかった場合は，事前通知なく，限度なくの差し押さえ，禁止命令を取る可能性がある。許認可を与えるかの検討に際して，他の連邦機関は，このWarning Letterを考慮することがある。

【2015年以降のWarning Letterの記述】

原文	意訳
The items listed above, as well as other deficiencies our investigator found, lead us to question the effectiveness of your current quality system to achieve overall compliance with CGMP at your facility. It is apparent that you have not implemented a robust quality system at your firm. Be advised that corporate management is responsible for ensuring the quality, safety, and integrity of products manufactured by Cadila Pharmaceuticals Limited. FDA strongly recommends that your corporate management immediately undertake a comprehensive evaluation of global manufacturing operations to ensure compliance with CGMP expectations.	FDAの査察で検出された他の欠陥と同様に，上記記述項目は，貴社製造所において全般のCGMP遵守をなすための現状の品質システムの効果に疑問の念を抱かせた。貴社において，品質システムの頑健性は完成されていないことは明白である。コーポレートのマネジメントは貴製造所で製造されている製品の品質・安全性・完全性に責任があることを忠告する。FDAはCGMPに求められている法令遵守を確実にするために，グローバルの製造運用を見直すことに直ちに着手することを勧告する。

　複数の製造所を保有する製薬企業は，保有するすべての製造所に対して統一したQMSの適用とその監視が求められたこととなる。

4.2 グローバルに製造所を保有する製薬企業へのWarning Letter

本社をカナダ，多くの製造所をインド国内に有する製薬企業へのWarning Letterを紹介する。各製造所で類似の違反が査察で観察された（品質試験におけるOOSの管理，逸脱管理が適正に行われていない）。グローバルの他の製造所に対しても同様のWarning Letterが2014，2015年に発出されている。グローバル企業内でのQMSの統一化，コーポレートQAの各メンバー，製造所の監視，監査が行われていない点が再度指摘されている。

Warning Letter 320-18-69 August 9, 2018

https://www.fda.gov/ICECI/EnforcementActions/WarningLetters/ucm616444.htm

【2018年のWarning Letterでの指摘事項】

原文	意訳
Repeat Violations and Deviations at Multiple Sites FDA has cited similar CGMP violations and deviations at this and other facilities in your company's network. In the last five years, FDA has taken the following actions in response to CGMP violations and deviations at ●● facilities. ・・・ FDA has previously communicated about the need for appropriate and global quality oversight to ●● senior management during several regulatory meetings. These repeated failures at multiple sites demonstrate that management oversight and control over the manufacture of drugs is inadequate. Your quality system has not implemented effective corrective actions to ensure the accuracy and integrity of the data generated at your facility, which is necessary to ensure the safety, effectiveness, and quality of the drug products you manufacture. There will be	複数のサイトで違反と逸脱が繰り返されている FDAは貴社のグループ内の施設で同様のCGMP違反や逸脱を指摘している。過去5年間で，FDAは●●の施設におけるCGMP違反および逸脱に対応して措置を講じた。 ＜中略＞ FDAは以前から，数回の会議の機会に適切かつグローバルな品質監視の必要性について●●の経営層に伝えていた。貴社の複数のサイトで違反が繰り返されることは，製造所の管理監視および医薬品製造の管理が不十分であることを示している。貴社の品質システムは貴社の施設で作成されたデータの正確さと完全性を保証するために効果的な是正措置を実施していない。それは貴社が製造する医薬品の安全性，有効性そして品質を保証するために必要である。これらの問題に関しては，CDERの医薬品品質管理局からの追加の連絡がある。その後，

原文	意訳
additional communications from CDER's Office of Pharmaceutical Quality regarding these issues. The Office of Generic Drugs may subsequently provide comment regarding the effect of these findings on (b) (4) if needed.	必要に応じてジェネリック医薬品局は，これらの観察の (b)（4）に及ぼす影響についてコメントを提供するであろう。

2015年に発出されたWarning Letterでは，不備が繰り返されていることが指摘されている。

WL:320-15-06 anuary 30, 2015

http://www.fda.gov/ICECI/EnforcementActions/WarningLetters/ucm432709.htm

【2015年のWarning Letterでの指摘事項】

原文	意訳
4. Your firm failed to follow written procedures applicable to the quality control unit (21 CFR 211.22 (d)) and your quality control unit failed to review and approve all drug product production and control records to determine compliance with all established, approved written procedures before a batch is released or distributed(21 CFR 211.192) . ・・・ b. Your firm's implementation of the audit program described in the Global Policy"Audit Program"document #GPOL-015 dated September 7, 2013 is inadequate in that it failed to prevent the recurrence of testing unofficial samples of drug product prior to testing the official sample and generating only those results to be reported.	4. 貴社は，品質管理部門に適用される文書化された手順（21 CFR 211.22 (d)）の遵守を怠った。貴社の品質管理部門は，バッチが適合判定または出荷される前に，確立され，承認されたすべての文書化された手順を遵守しているかを判定するために，すべての医薬品製造および品質管理記録をレビューおよび承認することを怠った（21 CFR 211.192）。 ＜中略＞ b. 2013年9月7日付けのグローバルポリシー「監査プログラム」文書#GPOL-015に記載されている監査プログラムの実施は，公式サンプルをテストする前に医薬品の非公式サンプルを試験して，その結果だけが報告される状況の再発の防止ができなかったことにおいて不適切である。

原文	意訳
・・・ Be aware that ●● was notified of our concerns with the practice of "trial" injections during FDA's January 2014 inspection at your ●● Pvt. Ltd. located at Plot # 1A Bommasandra Ind. Area, 4th Phase, Jigani Link Road, Bangalore, India. However, our findings during this inspection suggest that corrective actions were not implemented globally. Furthermore, inadequate oversight by your firm's site-specific quality units is a repeat finding from WL: 320-10-003 dated March 29, 2010. The need for appropriate and global quality oversight was communicated to ●● senior management during the regulatory meetings held September 11, 2009, March 31, 2010, and April 11, 2014	＜中略＞ ●● Pvt, Plot # 1A Bommasandra Ind. Area, 4th Phase, Jigani Link Road, バンガロール，インドのFDAの2014年1月の査察中に，「試し」注入の実施に対するFDAの懸念が通知されたことを思い起こすこと。ただし，今回の査察での調査結果によると，是正措置はグローバルに実施されていない。さらに，貴社のサイト固有の品質部門による不適切な監視は，2010年3月29日付のWL：320-10-003の違反の繰り返しが観察された。2009年9月11日，2010年3月31日，および2014年4月11日に開催されたレギュラトリー会議において，"適切かつグローバルな品質監視の必要性"は●●の上級経営層に伝えられていた。

　問題点は，CAPAが個々の製造所に限定されているため，関連する同一企業体の他の製造所でのCAPAに実効性を示していないことである。グローバルで品質システムを監視する機能がないと同時に，経営層がその必要性を認めないという"風土"に根本的原因が潜んでいる可能性がある。

　本件のCAPAとして，以下のことが求められる。
・FDAの査察で"品質試験では試験に先立ち，非正規のHPLCへの注入が行われ，記録が残っていない"ことが指摘された。これは品質試験のデータセキュリティ上のコンプライアンス違反事項であることを，まずは企業内で教育する。
・各製造所でこのようなことが行われていないかをリスクベースで調査する。
・まずは各製造所が，コンプライアンス違反事項の有無を確認して，CAPAを行う（注；この企業は，この項目が未実施の可能性がある）。
・グローバルでのCAPAとして，グローバルポリシーを発行，各製造所のCAPAにグローバルポリ

シーを加えて，変更管理・教育訓練を行う。

・グローバルの品質監査を行い，CAPAの進行・効果を実際の現場で確認する（注；この企業は，この項目が未実施である）。

4.3 製造所買収後の統一QMS不備に対するWarning Letter

グローバルなジェネリック企業が買収した製造所で，時をおかず統一したQMSの適用とその監視・是正が求められた例を以下に示す。

WL: 320-15-14　August 6, 2015

https://www.fda.gov/inspections-compliance-enforcement-and-criminal-investigations/warning-letters/mylan-laboratories-limited-464863-08062015

【Warning Letterでの指摘事項】

原文	意訳
These items found at three different sites, together with other deficiencies found by our investigators, raise questions about the ability of your current corporate quality system to achieve overall compliance with CGMP. Furthermore, several violations are recurrent and long-standing. Although we acknowledge that the Agila facilities were acquired by ●● recently, you were on notice of the violations in Warning Letter 320-13-26, dated September 9, 2013. Even without this Warning Letter, your corporate quality system should have detected and corrected the forgoing violations without FDA intervention.	FDAの査察で，3件の製造施設で共通の観察事項が検出された（個別の観察事項も合わせて）。このことから，現行のCGMPを統括するコーポレート品質システムが有効に働いていないという疑問が生じる。いくつかの違反は繰り返し起こる，積年のものである。施設は，最近●●社によって買収されたが，2013年9月9日付のWarning Letter 320-13-26に違反していることがわかった。例えこのwaring Letterが発行されていなくても，放っておかれた違反行為を●●社の品質システムは検出して，是正すべきであった。

買収したすべての製造所に対して統一したQMSの適用とその監視が求められたこととなるが，その時間的余裕は与えないことを強調している。このWarning Letterは，近年多く見られる製造所買収時の留意点（品質システム上の欠陥）としてあげられる。

4. 繰り返される観察事項・警告書の発出

4.4 ジェネリック医薬品メーカーにおける無菌医薬品製造でのWarning Letter

　グローバルなジェネリック医薬品メーカーにおける無菌医薬品製造所の査察で，他の製造所でも同じような観察事項があった例である。

WL: 320-15-08　March 31, 2015

http://www.fda.gov/ICECI/EnforcementActions/WarningLetters/ucm440966.htm

【Warning Letterでの指摘事項】

原文	意訳
1. Your firm failed to establish and follow appropriate written procedures that are designed to prevent microbiological contamination of drug products purporting to be sterile, and that include validation of all aseptic and sterilization processes (21 CFR 211.113 (b)) . ・・・ These violations are similar to those found during the October 2012 inspection of your ●●, ▲▲, India manufacturing site. Dynamic airflow study and media fill deficiencies were noted in Warning Letter (WL: 320-13-18), issued May 28, 2013. Your response to that warning letter stated that you implemented your Global Quality Strategy and Global Quality Plan in February 2013 for your manufacturing facilities. Provide evidence of the effectiveness of your implemented global corrective actions and preventive actions.	貴社は，すべての無菌および滅菌プロセスを含む無菌医薬品の微生物汚染を防ぐため準備された，適切な文書化された手順を確立し，それに準拠することを怠った (21 CFR 211.113 (b))。 ＜中略＞ これらの違反は，2012年10月にインドの▲▲にある●●の製造工場を査察して観察した違反と同様である。2013年5月28日に発出されたWarning Letter (WL: 320-13-18) には，動的気流試験およびメディアフィルの未実施が記載されていた。貴社は製造施設に対して，2013年2月にグローバル品質戦略およびグローバル品質計画を実施したとWarning Letterへの回答として提出している。実施したグローバルなCAPAの有効性の証拠を提供すること。

　CAPAが個々の製造所に限定されているため，関連する同一企業体の他の製造所での実効性を示していない。グローバルで品質システムを上部から作り上げたため，各製造所が自発的にCAPAを行うことがないという"風土"に根本的原因が潜んでいる可能性がある。

69

このCAPAとして，以下のことが求められると考える。

①FDAのWarning Letterでスモーク試験と充填試験の欠陥が指摘された。これは製品の安全性の問題であり，GMPコンプライアンスの問題であることを，まずは企業内で教育する。

②各製造所でスモーク試験と充填試験の欠陥をリスクベースにより調査する。

③まずは，各製造所がリスクの有無を確認してCAPAを行う（注：この企業はこの項目が未実施の可能性がある）。

④グローバルでのCAPAとして，グローバルポリシーを発行，各製造所のCAPAにグローバルポリシーを加えて，バリデーション・変更管理・教育訓練を行う。

⑤グローバルの品質監査を行い，CAPAの進行・効果を実際の現場で確認する（注：この企業はこの項目が未実施である）。

4.5 タイ・中国の製造所で連続して同様の違反を指摘したWarning Letter

連続して2年間にFDAの査察をタイ，中国の製造所が受け，同じようなGMP違反が認められた。同グループ内の製造所で同じような欠陥がある品質システムが存在することの例である。

WL: 320-15-07　February 27, 2015

http://www.fda.gov/ICECI/EnforcementActions/WarningLetters/ucm436268.htm

【Warning Letterでの指摘事項】

原文	意訳
3. Failure to prevent unauthorized access or changes to data and to provide adequate controls to prevent omission of data. The inadequate controls over access to your data raise questions about the authenticity and reliability of your data and the quality of the APIs you produce. ・・・ An FDA inspection observed similar data integrity concerns at your ●● site. See Warning Letter 320-15-04, issued on December 19, 2014 to ●● Your firm's corporate management is responsible for ensuring the quality, safety, and integrity	3. データへの未承認のアクセスまたは変更の防止，データの削除を妨げるために十分な管理が行われていない。貴社データへのアクセスに関する不適切な管理は，貴社のデータの完全性と信頼性，製造する原薬の品質に疑念を生じさせる。 ＜中略＞ FDAの査察で，●●社の製造所で，類似したデータインテグリティへの懸念を観察している。●●社宛のWarning Letter 320-15-04を参照のこと。コーポレートのマネジメントは●●社のすべての製造所で製造されて

原文	意訳
of products manufactured at all ●● sites. We recommend that ●● immediately undertake a comprehensive evaluation of global manufacturing operations of all your facilities to ensure compliance with CGMP expectations. The above examples are serious CGMP deviations demonstrating that your global quality system does not adequately ensure the accuracy and integrity of the data generated at your facilities to support the safety, effectiveness, and quality of the drugs you manufacture. We strongly recommend that you hire a qualified third party auditor/consultant with experience in detecting data integrity problems to assist you with coming into compliance with CGMP regulations and statutory requirements.	いる製品の品質・安全性・完全性に責任がある。FDAはCGMPに求められている法令遵守を確実にするために●●社のすべての製造所のグローバルの製造を見直すことに直ちに着手することを勧告する。 上記の例は，貴社が製造した製品の品質・安全性・効果をサポートするために得られたデータの完全性と精度を，貴社のグローバル品質システムが十分に保証できないことを示すCGMPでの欠陥を表している。 FDAは下記のことを強く勧告する。貴社は法的要求項とCGMP規則遵守を実現するために，データインテグリティの問題を検出できる経験を持つ認証された第三者監査機関もしくはコンサルタントを雇用する。

　FDAの査察時に，中国の製造所において，データインテグリティが適切に管理されていないことが観察された。この指摘事項は，中国の製造所に限定された事項として，CAPAが中国の製造所のみで行われたと思われる。同一企業体の他の製造所では，中国の製造所で観察されたデータインテグリティの指摘が共有化されておらず，リスク分析，CAPAは行われなかったと推測される。また，全世界に存在する製造所のGMPを統括するQMSが存在していなかったと思われることや，製造所の品質システムを所轄するグローバル（コーポレート）品質部門も機能していなかったことが欠陥であると，FDAには観察された。

　この事例で必要となるCAPAは以下のことが考えられる。
①FDAのWarning Letterでデータへのアクセスに関する不適切な管理が指摘されたことは，
　GMPコンプライアンスの問題であることをまず企業全体で共有する。
②各製造所にデータへのアクセスに関してリスクベースで調査を行わせる。

③まずは各製造所が，リスクの有無を確認してCAPAを行う（注；この企業は，この項目が未実施の可能性がある）。

④グローバルでのCAPAとして，データセキュリティを含めグローバル品質マネジメントポリシーを発行，各製造所のCAPAにグローバルポリシーを加えて，バリデーション・変更管理・教育訓練を行う。

⑤グローバルの品質監査を行い，CAPAの進行・効果を実際の現場で確認する（注；この企業は，この項目が未実施である）。

4.6 日本のバイオ原薬企業へのWarning Letter

　日本のバイオ原薬企業に対してのWarning Letterであるが，同じ企業の他の製造所をFDAが査察したときに観察され，Warning Letterとなったのと同じ事項（データインテグリティの欠陥）が再度観察されたため，強い口調のWarning Letterの発出となった。

Warning Letter: 320-18-70 August 10, 2018

https://www.fda.gov/ICECI/EnforcementActions/WarningLetters/ucm617419.htm

【2018年のWarning Letterでの指摘事項】

原文	意訳
1. Failure of your quality unit to exercise its responsibility to ensure the API manufactured at your facility are in compliance with CGMP. Your firm performed retesting or manipulated data after obtaining out-of-specification (OOS) or other unacceptable results. For example, investigation 2016-C-023 stated that the system suitability test (SST) was nonconforming and that "some data were manipulated to meet SST specification" for the high-performance liquid chromatography (HPLC) analysis of your raw material (b) (4). You attributed the root cause to your firm's "lack of awareness of the seriousness" of CGMP	1. 貴社の施設で製造された原薬がCGMPに準拠していることを保証する責任を貴社の品質部門は怠った。 貴社は規格外（OOS）または他の受け入れられない結果が判明した後に再試験またはデータの修正操作を行った。例えば，調査2016-C-023は，システム適合性試験（SST）が不適合であり，原料のHPLC分析のために「一部のデータはSST規格に適合するように修正操作された」と述べた。根本原因は，自社のCGMPからの逸脱に対する「重大な事象に対する意識の欠如」，および「テストデータを簡単に修正操作できる環境」にあるとしている。貴社の調査では，未精製サ

原文	意訳
deviations, and to an "environment where test data could be easily manipulated." Your investigation stated that you reanalyzed the crude sample and concluded that it met the specification. You provided no further details on the root causes and on the effect of using a system that failed SST to test your raw material. ・・・ Repeat observations at multiple sites In a previous warning letter (WL 320-10-009), FDA cited similar CGMP deviations related to your quality unit's failure to thoroughly investigate and document OOS events. FDA also cited similar CGMP observations at your ●● site during our September 2017 inspection. These repeated failures at multiple sites demonstrate that executive management oversight and control over the manufacture of drugs is inadequate. Your executive management remains responsible for fully resolving all deficiencies, and ensuring ongoing CGMP compliance. You should immediately and comprehensively assess your company's global manufacturing operations to ensure that systems and processes, and ultimately, the products manufactured, conform to FDA requirements.	ンプルを再分析して規格を満たしていると結論づけた。貴社は自社の原材料をテストするためにSST不適であったシステムを用いて分析したことの根本原因と品質への影響について，それ以上の詳細を提供できなかった。 ＜中略＞ 複数の場所で観測事項が繰り返し観察される 以前のWarning Letter（WL 320-10-009）でFDAは，品質部門がOOSを徹底的に調査，文書化しなかったことに関連したCGMP逸脱を指摘している。FDAはまた，2017年9月の査察中に，●●地区の製造所で同様のCGMP上の欠陥を指摘した。複数のサイトでこれらの欠陥が繰り返されたことは，経営陣による監視および医薬品製造の管理が不十分であることを示している。 経営陣は，すべての欠陥を完全に解決し，継続的なCGMPコンプライアンスを確実にする責任がある。システムとプロセス，そして最終的には製造される製品がFDAの要件に準拠していることを確認するために，貴社のグローバルな製造業務を直ちに総合的に評価する必要がある。

　次に，2010年に発出されたWarning Letterを見てみる。

WL: 320-10-009 September 29, 2010

https://www.ipqpubs.com/wp-content/uploads/2010/10/Kyowa-Hakko-Kogyo-WL.pdf

【2010年のWarning Letterでの指摘事項】

原文	意訳
1. Failure of your quality control unit/laboratory to thoroughly investigate and document out-of-specification (OOS) results obtained. For example, a) Your firm's 2007 OOS investigation into high levels of (b) (4) found in (b) (4) lot (b) (4) was not completely documented, nor was the investigation extended to other lots. You indicated that the cause of the high levels of (b) (4) within (b) (4) lot (b) (4) was related to a component used in the manufacture of (b) (4) lot (b) (4) namely (b) (4) lot (b) (4) The investigation did not document the testing of (b) (4) lot (b) (4) for (b) (4), nor could the results be located or provided during our inspection. There were (b) (4) lots of (b) (4) and (b) (4) used in the production of (b) (4) lot but only one lot (b) (4) of (b) (4) was tested. This lot of (b) (4) was also used in the manufacture of (b) (4) lot (b) (4), but you did not conduct further investigation into (b) (4) lot (b) (4). Also, you did not evaluate (b) (4) lot (b) (4) for high levels of (b) (4) as a potential additional source of (b) (4) in (b) (4) lot (b) (4). You also used (b) (4) lot (b) (4) in the manufacture of lot (b) (4).	1. 品質管理部門／検査室が、得られた規格外（OOS）の結果を徹底的に調査し、記録しなかった。 例えば、 a) 貴社の2007年の (b) (4) ロット (b) (4) で見つかった高レベルの (b) (4) に関するOOS調査は、完全には文書化されておらず、他のロットにも拡大されていない。 (b) (4) ロット (b) (4) における (b) (4) の高値の原因は、(b) (4) ロット (b) (4) の製造に用いた成分、すなわち (b) (4) ロット (b) (4) に関係していることを示した。 調査は、(b) (4) ロット (b) (4) の (b) (4) の試験を文書化せず、われわれの検査中に結果を見つけたり提供したりすることもできなかった。 (b) (4) ロットの製造には (b) (4) および (b) (4) ロットが用いられたが、(b) (4) ロットのうち1ロット (b) (4) のみが試験された。 この (b) (4) のロットは (b) (4) のロット (b) (4) の製造にも使用されたが、(b) (4) のロット (b) (4) についてはこれ以上の調査は行わなかった。 また、(b) (4) ロット (b) (4) の潜在的な追加供給源として、(b) (4) ロット (b) (4) の高濃度について (b) (4) ロット (b) (4) を評価しなかった。また、(b) (4) ロット (b) (4) ロットをロット (b) (4) の製造に使用した。

原文	意訳
b) Your firm's OOS investigation relating to impurity levels for (b) (4), lot (b) (4), concluded that the root cause was a laboratory error, but the investigation did not identify what specific laboratory error occurred. Initial results for both Highest Individual Impurity (specification NMT (b) (4) %) and Total Impurities (specification (b) (4) %) were OOS at (b) (4) % and (b) (4) % respectively. The investigational checklist initially indicated that no problem was found with the analysis. The investigational checklist you currently use is insufficient to detect and evaluate instrument problems and standard/sample preparation errors. You authorized retesting of (b) (4), lot (b) (4), without identifying a possible root cause. Instead, a new sample preparation was used to retest the product, which was found within specification. You used the passing retest results to invalidate the original OOS results, with no laboratory error attributed in obtaining the original result. This retesting approach lacks scientific justification.	b）（b）（4）のロット（b）（4）の不純物レベルに関する貴社のOOS調査では，根本原因はラボエラーであると結論づけられたが，この調査ではどのようなラボエラーの発生かは特定されなかった。最も高い個別不純物（規格NMT（b）（4）％）および総不純物（規格（b）（4）％）の初期結果は，それぞれ（b）（4）％および（b）（4）％でOOSであった。 当初，調査チェックリストから，解析に問題が認められなかったことが示された。 現在使用している調査チェックリストでは，機器の問題や標準品／サンプルの調製ミスを検出・評価するには不十分である。貴社は，可能性のある根本原因を特定することなく，ロット（b）（4）の（b）（4）の再試験を許可した。その代わり，新たに試料を調製して製品を再試験したところ，規格内となった。 元のOOS結果を無効にするために合格した再テスト結果を使用した。元の結果を取得する際にラボエラーは発生していない。この再試験アプローチは科学的正当性に欠ける。

　FDAは，同グループ内の製造所で査察の観察情報が共有化されていない，それに伴い自己点検にも活用されていないことを指摘している。このWarning Letterは，査察された製造所の違反よりも企業全体への違反と推察したほうが適切である。

4.7 中国の原薬製造所へのWarning Letter

中国の原薬製造所に対して，2011，2014，2017年の3回にわたってFDAが査察を実施している。3回をとおして，繰り返し同様の観察事項が#483に，そしてWarning Letterに記述されている。このような観察事項が繰り返されることは，FDAの#483に対して回答したCAPAの効果が認められない，もしくはCAPA自体が実績のない計画であったとFDAが判断していることの表れである。

Warning Letter: 320-18-65 July 26, 2018

https://www.fda.gov/ICECI/EnforcementActions/WarningLetters/ucm616310.htm

【Warning Letterでの指摘事項】

原文	意訳
Repeat Observations at Facility FDA cited similar CGMP observations during inspections we conducted from September 12 to 15, 2011; and September 1 to 4, 2014. You proposed specific remediation for these observations in your responses. These repeated failures demonstrate that your management's oversight and control over the manufacture of intermediates and API is inadequate.	施設での繰り返しの観察事項 FDAは，2011年9月12日から15日までに実施した査察の際に，同様のCGMP違反事項を指摘した。貴社は回答の中でこれらの観察事項に対する具体的なCAPAを回答した。このような指摘事項の繰り返しは，経営者による中間体および原薬の製造に対する監視および管理が不十分であることを示している。

同一製造所への査察で，前回の査察での観察事項が繰り返されていたことへのWarning Letterである。前回の観察事項に対するCAPAが有効ではない，もしくはCAPA自体が観察事項の根本原因を取り除くに有効でないとFDAは判断している。さらにこの責任は，製造所にあるのでなく，適切に管理を行うはずの経営陣が負うことになるとFDAは断言している。

4.8 グローバル品質マネジメントポリシー制定の例

FDAのWarning Letterには下記のフレーズが恒常的に記述されている。

原文	意訳
The deviations cited in this letter are not intended to be an all-inclusive list of deviations that exist at your facility. You are responsible for investigating and determining the causes of the deviations identified above and for preventing their recurrence and the occurrence of other deviations.	このWarning Letterにあげられている逸脱は，貴社の施設に存在する逸脱の全部を表しているわけではない。 貴社は，他の逸脱の再発と発生の防止のため，上記のとおり観察された逸脱の原因を調査・追及する責任を負う。

　これらの記載から，CAPAとして，複数の製造所を保有する製薬企業（企業体）は，グローバル品質マネジメントポリシーの制定とグローバル品質監査を行い，CAPAの進行・効果を実際の現場で確認することが重要であると考えられる。

　基本的なCAPAならびにグローバル品質マネジメントポリシー制定の流れ（例）は下記のように考えられる。

①複数の製造所を保有する製薬企業は，全体を包括するグローバルCAPAシステム，方針・基準を準備して，個々の製造所にCAPAの実施を指示し，その進行状況を各製造所がモニターするとともに，中心となるグローバル（コーポレート）品質部門が監視する。

②このCAPAの確立と並行して，もしくはそれ以前に，グローバル（コーポレート）品質部門は，すべての製造所を網羅する品質システム "QMS" を構築する。

③このQMSは，CAPA実施に限らず，すべてのQMSのグローバル品質システムが要求される。特に逸脱・OOS管理，変更管理，年次照査，バリデーション基準等基本の品質システムのグローバル（コーポレート）共通の手順・方針・基準が要求される。

④グローバル（コーポレート）品質部門は，個々の製造所での逸脱・OOS，当局の査察の情報を，すべての製造所で共有化するコミュニケーション手法を準備して，情報が伝わることを保証する。

⑤グローバル（コーポレート）品質部門は，各製造所との間で，逸脱・OOSの報告の共用化と，それに伴い発生した逸脱・OOSに対するリスクアセスメントの実施の指示を行う。

⑥各製造所によって実施されたこのリスクアセスメントの結果に基づき，グローバル（コーポレート）品質部門はリスクの高い製造所に対して，CAPAの実施を指示する。さらに，買収する（した）製造所に関しては，いち早くリスクアセスメントを行い，有効にその欠陥・リスクを発見するQMSの能力を有することを，常に検証する。

⑦グローバル（コーポレート）品質部門は，CAPAの有効性と再発の可能性をモニターする。

　これらの要求項目は，多大な投資と労力が必要である。しかし，繰り返し発出されるWarning Letterでの企業体の責任を問う項目は，FDAは査察対象の製造所のGMP上の欠陥をその製造所に限定するのでなく，複数の製造所を保有する製薬企業を同一のGMP基準で管理・運営することを期待していることを示唆している。このことは，企業の品質（GMP遵守）のガバナンスをFDAが要求していると理解できる。

5 品質システム／ガイダンス内容の把握が不十分

5.1 インドのジェネリック医薬品メーカーへのWarning Letter

「貴社の品質システムは不十分である。次のガイドを参照して，CGMP準拠の品質システムを確立すること」といったWarning Letterでの記述は，品質システムの不備がFDAの査察官から#483で指摘され，さらにCAPA計画を#483への回答としてFDAに提出した際，そのCAPAがGMPに関するFDAガイドに即していないときに発せられる。

このWarning Letterの文言の意図することは，品質システムを構築する前に，該当するガイドを参照することを求め，諭すがごとくまずはそれらのガイドが要求している組織，手順を作り直すことを期待している。これは，査察時の単なる観察事項でなく，GMPの基礎ができていないことへのFDAの指摘である。

インドのジェネリック医薬品メーカーへの査察で，品質試験の終了前に製品を出荷していた，品質規格／工程管理を確立していない，開発手順が不適当等の多くの観察事項が記録された例を紹介する。

Warning Letter 320-18-69 August 9, 2018

https://www.fda.gov/ICECI/EnforcementActions/WarningLetters/ucm616444.htm

【Warning Letterでの指摘事項】

原文	意訳
Quality Systems Your firm's quality systems are inadequate. For guidance on establishing and following CGMP compliant quality systems, see FDA's guidance for industry: Q8 (R2) Pharmaceutical Development, Q9 Quality Risk Management, Q10 Pharmaceutical Quality System, … Your quality system has not implemented effective corrective actions to ensure the	品質システム 貴社の品質システムは不十分である。CGMP準拠の品質システムの確立および遵守に関するガイダンスについては，FDAの業界向けガイダンスを参照すること。 Q8（R2）製剤開発 Q9品質リスクマネジメント Q10医薬品品質システム ＜中略＞ 貴社の品質システムは貴社の施設で作成されたデータの正確さと完全性を確実に

原文	意訳
accuracy and integrity of the data generated at your facility, which is necessary to ensure the safety, effectiveness, and quality of the drug products you manufacture. There will be additional communications from CDER's Office of Pharmaceutical Quality regarding these issues. The Office of Generic Drugs may subsequently provide comment regarding the effect of these findings on (b) (4) if needed.	するために効果的な是正措置を実施していない。それは貴社が製造する医薬品の安全性，有効性そして品質を保証するために必要である。これらの問題に関しては，CDERの医薬品品質管理局からの追加の連絡がある。その後必要に応じて，ジェネリック医薬品局はこれらの知見が（b）（4）に及ぼす影響についてコメントを提供するかもしれない。

　グローバルな製薬企業のインドにおける製造所であるが，それぞれぞれの独自の品質システムで運用して，全体的に製造所がGMPを遵守していない状況である。それ以上に，医薬品開発，製造，品質管理，リスク管理の基本的な事項すら理解していることが疑われている。FDAはWarning Letterで，品質システムの速やかな再構築が必要であるが，それに際して，国際的なガイドラインであるICH Q8，9，10をシステムの基本にすることを指示している。FDAは，CAPAとして品質システムが再構築されるまで，輸入禁止措置の継続を付け加えている。

　CAPAとしては，操業を止めてGMP体制の立て直しを行うが，このためには，GMPに精通した人材の採用が必要となる。

CGMPコンサルタント起用の推奨

6.1 製造所の人的能力とCAPA

　FDAは，査察したときの製造所の対応，発出された#483への対応を鑑みて，製造所単独では改善する人的能力に疑問がある場合，コンサルタントを起用してCAPAの立案，実行の助けを求めることの推奨を，Warning Letterに記すことがある。

【Warning Letterでの記載例】

原文	意訳
Consultant Recommended Based upon the nature of the violations we identified at your firm, we strongly recommend engaging a consultant qualified as set forth in 21 CFR 211.34 to assist your firm in meeting CGMP requirements. We also recommend that the qualified third party perform a comprehensive audit of your entire operation for CGMP compliance, and evaluate the completion and effectiveness of any corrective actions and preventive actions. Your use of a consultant does not relieve your firm's obligation to comply with CGMP. Your firm's executive management remains responsible for fully resolving all deficiencies and ensuring ongoing CGMP compliance.	コンサルタントの起用 貴社で確認された違反の性質に基づいて，21 CFR 211.34に規定されている資格のあるコンサルタントを雇って貴社がCGMP要件を満たすことを支援することを強く推奨する。また，認定された第三者がCGMP準拠のために貴社の業務全体の包括的な監査を行い，是正措置と予防措置の完了と有効性を評価することを勧める。 コンサルタントを起用しても，CGMPに準拠するという貴社の義務は軽減されない。貴社の経営陣は，すべての不備・違反を完全に解決し，継続的なCGMPコンプライアンスを確実にする責任がある。

　これは査察で観察された項目とその性質から，製造所の人的能力の希薄さが観察事項を誘引したとの推察を示す。もしくは改善する部門が広く，現状の能力では充足できないとFDAが判断したためである。さらに，広く第三者の目から，製造所の潜在的リスク，違反を明らかにして，改善を促進することをFDAが望んでいるからでもある。前述したとおり，査察においてFDAの査察官が照査するのは製造所のGMPシステム全体の数％に過ぎないため，残りの90数％のシステム，

第2章　FDAが求める適切なCAPAの考察〜#483からWarning Letter発出までの経過を読み解く

文書・記録に瑕疵，違反が潜在している可能性が非常に濃厚であることをFDAは認識している。それゆえこの"勧告"がWarning Letterに記述される。

　この項目を指摘されているWarning Letterは，かなりの数にのぼる。それは，査察時に観察された項目（違反事項）が基本的な内容であったり，査察官がGMPの完成度が低い，GMPの理解度が低いと感じ取ったことに由来すると推察される。

6.2 日本の原薬製造所へのWarning Letter

　コンサルタント起用の推奨について，査察時の詳細な#483の記述から学ぶことができる。リアリティをもって，査察の経過が#483に記述されている例を示す。

Warning Letter 320-18-63　July 17, 2018

https://www.fda.gov/inspections-compliance-enforcement-and-criminal-investigations/warning-letters/yuki-gosei-kogyo-co-ltd-547871-07172018

【Warning Letterでの指摘事項】

原文	意訳
1. Failure to maintain complete data derived from all laboratory tests conducted to ensure your API complies with established specifications and standards. Your firm does not ensure that complete data from testing of your API are included in the official batch record and reviewed by your quality unit. For example, you reported passing results for related substances testing of (b) (4) lot # (b) (4) analyzed starting at (b) (4) on July 28, 2015. However, our investigator found unreported analyses including out-of-specification (OOS) results for the same lot acquired earlier on the same date, and on the next day as the reported results. You failed to include this data to be reviewed by your quality unit prior to the	1. 原薬が確立された仕様および規格に準拠していることを確認するために行われた，すべてのラボ試験から得られたデータの完全性を維持することができていない。 原薬の品質試験のデータが，確実にバッチ記録に含まれていること，貴社の品質部門によって照査されていることは確実ではなかった。例えば，2015年7月28日に (b) (4) から分析された (b) (4) ロット番号 (b) (4) の関連物質試験の適合結果を報告した。査察官は同日の早い時間帯に製造された製品の分析結果にOOSが発生したが，報告されていないことを観察した。翌日も同様に，対象ロットの出荷判定の前にこのデータを品質部門が照査には含めていなかった。査察官

82

原文	意訳
release of the lot. Our investigator documented the same pattern with other products not intended for the U.S. market. ・・・ Conclusion Deviations cited in this letter are not intended as an all-inclusive list. You are responsible for investigating these deviations, for determining the causes, for preventing their recurrence, and for preventing other deviations.	は，米国市場向けではない他の製品と同じことがあると報告している。 ＜中略＞ 結論 このWarning Letterで引用されている逸脱は，すべての逸脱を網羅したリストとしてのものではない。貴社は，これらの逸脱を調査し，原因を特定し，それらの再発を防止し，そして他の逸脱を防止する責任がある。

　この例は，品質試験が行われたが，すべての記録（報告書，生データ，関連記録）が保管されていない現状から，米国に出荷された原薬の品質試験の結果が規格を満たしているかが疑わしい，つまりこの製造所が製造した原薬の品質に疑い・リスクがあり，この原薬を用いた医薬品の品質にも疑問がもたれることを表している。米国市場向けにかかわらず，他の地域国向けの製品でも同様の品質試験記録等の完全性が保証されていないことは，製造された原薬すべてに対して疑念，リスクがあるとFDAは判断している。#483に記述されている詳細な観察事項から，製造所のGMPコンプライアンスの状況がうかがえる。さらに#483に記述された観察事項に対して，FDAに提出したCAPA計画の記載内容が，FDAの期待する内容，つまりFDA査察官が現場で感じとったリスクを重大と判断しているにもかかわらず，あまりにも表面的なものであったことで，Warning Letterの発出となった。

　#483の内容を見てみると，さらにコンプライアンス上の不信感を抱かせる製造所の対応が随所に散見される。

第2章 FDAが求める適切なCAPAの考察〜#483からWarning Letter発出までの経過を読み解く

【製造所へ手交された#483】

原文	意訳
OBSERVATION 1 Laboratory control procedures are not followed. Specifically, during my review of your firm's Quality control Laboratory chromatography data, deviations from the firm's written laboratory control procedures were identified. The original injections and/or processed injections are not reported, and no investigation is initiated as required per SOP JHA 405, titled "The Procedure for Deviation", effective date 09/12/17 and SOP JHA419, titled "The procedure for out of Specification", effective date 08/11/15. Additionally, trial sample analyses are performed prior to the start of the reported sample analysis. The results of these sample analyses are not reported in Official QC analytical batch records.	観察事項1 品質試験室の管理手順は遵守されていない。 特に，貴社の品質試験室のクロマトグラフィーデータのレビュー中に，書面による試験室管理手順からの逸脱が確認された。 当初の注入および／または処理された注入は報告されておらず，SOP JHA 405「逸脱の手順」，発効日2017年9月12日，およびSOP JHA419「規格外の手順」，発効日2015年8月11日に従い，必要に応じて調査が開始されていない。 さらに，報告されたサンプル分析の開始前に，試験サンプル分析が実施されている。 これらのサンプル分析の結果は，公式のQC分析バッチ記録には報告されていない。
I. HPLC A. Raw Material (B) (4) Lot No. (B) (4) used in manufacture of domestic (Japan) (B) (4) API, testing for related substance and impurities. -The original analysis was performed on 06/07/17 starting at 11:55 am on HPLC LC030. The result was not reported in the official analytical batch record and no deviation, investigation, or OOS was initiated.	I. HPLC A. 原材料 (B) (4) ロット番号 (B) (4) は，国内（日本）(B) (4) 原薬の製造に使用され，関連物質および不純物の試験に使用される。 - 最初の分析は，HPLC LC030で2017年6月7日午前11時55分に開始した。結果は公式の分析バッチ記録に報告されておらず，逸脱，調査，またはOOSは開始されていない。

84

原文	意訳
-The official/reported analysis was initiated on 06/07/17 starting at 16:59 {4:59 pm) on LC023.	- 公式／報告された分析は，LC023で2017年6月7日の16時59分（午後4時59分）に開始された。
B. (B) (4) API, Lot No. (B) (4) testing for related substance. -The original analysis was performed on 07/25/15 starting at 13:45 (1:45 pm) on HPLC LC027. The result was not reported and no deviation, investigation, or OOS was initiated. -A sequence with approximately injections of Lot No, (B) (4) was performed on 07/28/15, starting at 16:18 {4:18 pm) on HPTC LC027. The results were not reported and no deviation investigation or OOS was initiated. -The official/reported analysis was initiated on 07/28/15 starting a (B) (4) on HPLC LC029. -Another analysis was performed the next day on A07/29/15 starling at 13:52 (1:52 pm) LC027. The result-were not reported and no deviation, investigation, or OOS was initiated.	B. (B) (4) 原薬，関連物質のロット番号 (B) (4) の試験。 - 最初の分析は，HPLC LC027を使用して，2017年7月25日の13時45分（午後1時45分）に行われた。結果は報告されず，逸脱，調査，またはOOSは開始されていない。 - ロット番号 (B) (4) のおよその注入を伴うシーケンスを，HPLC LC027で2015年7月28日の16時18分（午後4時18分）に開始した。結果は報告されておらず，逸脱調査またはOOSは開始されていない。 - 公式／報告された分析は，HPLC LC029で2015年7月28日 (B) (4)　に開始された。 - 翌日，2015年7月29日の13時52分（午後1時52分）LC027にて別の分析を行った。結果は報告されず，逸脱，調査，またはOOSは開始されていない。
C. (B) (4) Lot No. (B) (4) testing or related substance, (B) (4) manufactured by your firm. used in industrial and in food additives per your QC Manager, -An unreported same trial injection for "Lot No. (B) (4) Sample Solution (B) (4)	C. (B) (4) 製品ロット番号 (B) (4) の試験または関連物質，(B) (4) は貴社によって製造されたものである。貴社のQCマネージャーによると，工業用および食品添加物の使用目的で製造しているとのこと。

原文	意訳
was performed on 11/11/14, starting at (B) (4) on HPLC LC027, The result was not reported. An unreported sample trial injection with sample name "Blank" was performed on 11/10/14 starting at 11:30 am. This result was not reported. -Original analysis for Lot No. (B) (4) ' Lot No. (B) (4) and Lot No. (B) (4) was performed on 11/11/14 starting. These results were not reported. -An unreported sample trial injection with sample name as "Blank" was performed on 11/12/14 starting at 11:23 am. This result was not reported. -An unreported sample trial injection with sample name as "Blank" was performed on 11/12/14 starting at 14:17 (2:17 pm). This result was not reported. -An unreported sample trial injection with sample name as "Blank" was performed on 11/12/14 starting at 14:34 (2:34 pm). This result was not reported. The official/reported analysis was initiated on 11/13/14 starting at (B) (4) on HPLC 027.	-「ロット番号（B）（4）試料溶液（B）（4）」の未報告の同試し注入は，HPLC LC27の（B）（4）から開始して，2014年11月14日に実施した。結果は報告されなかった。サンプル名"Blank"の報告されていないサンプルの試し注入は，2014年11月10日の午前11時30分に開始された。この結果は報告されていない。 - ロット番号（B）（4），ロット番号（B）（4）およびロット番号（B）（4）のオリジナル分析は，2014年11月11日付で行われた。これらの結果は報告されていない。 - サンプル名が"Blank"の未報告のサンプル試験注入を，2014年11月12日の午前11時23分に開始した。この結果は報告されていない。 - サンプル名が"Blank"の未報告のサンプル試験注入を2014年11月12日の14時17分（午後2時17分）に開始した。この結果は報告されていない。 - 14時34分（午後2時34分）に開始して，2014年11月12日に"Blank"としてサンプル名をつけた未報告のサンプル試験注入を実行した。この結果は報告されていない。 公式／報告された分析はHPLC 027の（B）（4）で始まる2014年11月13日に開始された。

6. CGMPコンサルタント起用の推奨

原文	意訳
2. GC A. Lot No, (B) (4), Lot No (B) (4) X, Lot. No. (B) (4) X and Lot No. for residual solvent test for (B) (4) API for domestic market (Japan). - Loose unidentified analytical scale printouts for Lot No. and Lot. No. (B) (4) testing for residual solvent via GC, for drug substance (B) (4) X manufactured for domestic (Japan) market. These printouts were not reported in official analytical batch records because the samples were retested, with no deviation or explanation as to why at the time. - Residual solvent testing for (B) (4) API based on the above printout. Were performed on 01/24/17, at approximately 15:12 (3;12 pm) and ending on 01/25/17 at approximately (B) (4) X. The results were not reported and no deviation, investigation, or OOS was initiated. -The official/reported analysis was initiated on 01/28/17 starting at (B) (4) on GC019 and ending on 01/28/17 around (B) (4)	2. GC A. ロット番号, (B) (4), ロット番号 (B) (4) X, 国内市場 (日本) 向け原薬の残留溶媒試験用のロット番号およびロット番号 (B) (4) X。 - ロット番号とロットの未確認の分析秤量プリントアウトがない。国内 (日本) 市場向けに製造された原薬 (B) (4) Xについて, GCによる残留溶媒の試験 (B) (4) サンプルが再テストされたため, 公式の分析バッチ記録にこれらのプリントアウトは報告されていない。 - 上記のプリントアウトに基づく(B)(4)原薬の残留溶媒試験は2017年1月24日のおおよそ15時12分 (午後3時12分) に行われ, 2017年1月25日のおおよそ (B) (4) Xに終了した。結果は報告されておらず, 逸脱, 調査, またはOOSは開始されていない。 - 公式／報告された分析は, GC019で2017年1月28日の(B)(4)から始まって2017年1月28日の前後 (B) (4) でおわる。
OBSERVATION 2 Records associated with drug substance production and within the retention period fur such records were not made readily available for authorized inspection. Specifically, on 11/13/17 during my walk-	観察事項2 原薬の製造に関連した記録および保存期間内の記録は, 正式な査察に提出されなかった。 具体的には, 2017年11月13日に貴社の管理部門／品質保証部門のプラントツアー

87

原文	意訳
through inspection of your firms Administration/Quality Assurance Unit building, I randomly selected different rooms and different QA personnel desks to observe and review records, starting around 1:15 pm. Later in the afternoon, during my walk-through inspection of your firm's QC building on 11/13/17, upon entering the second floor QC test room # 1, around 1:29 pm I observed through the glass portion of the door several analysts moving in quick manner, with one analyst specifically near a window. This analyst appeared to close the window and with the other analysts quickly separated from one another, all of which was observed through the glass portion of the door before I entered the room. Upon entering the room, I questioned the analyst near the window and he stated that the window was opened prior to my arrival due to a foul odor, which he was closing when I observed him. After approximately 40 minutes on the second float, and reviewing contents of randomly selected analyst desks in the QC office which is next to QC test room # I with its own entrance and exit, I proceeded to QC first floor near the meeting/break room to get drinking water. When I asked if we could sit inside the meeting/break room, firm personnel opened the door, at which paint I noticed 2 other firm personnel inside with records in front of them. As I took a seat, I noted the presence of	で，午後1時15分からツアーを始め，記録をレビューするために異なる部屋と異なるQA担当者をランダムに選択した。2017年11月13日の午後遅く，貴社のQC棟のプラントツアーの間，2階のQC試験室#1に入ると，午後1時29分ごろ，わたしはドアのガラス部分を通して何人かの分析者を観察した。1人の分析者が特に窓の近くで，すばやく移動するのを見つけた。この分析者は窓を閉めているように見え，他の分析者とは互いに離れていたので，部屋に入る前にドアのガラス部分をとおして観察した。わたしは部屋に入ると窓の近くの分析者に質問し，彼はわたしが彼を観察したときに窓を閉じていたのは，悪臭が原因でわたしの到着前に窓が開けられていたためだと述べた。2階で約40分後，QC試験室#Iの隣にあるQCオフィスで無作為に選んだ分析者デスクの内容を確認した後，会議室／休憩室近くのQC 1階に進み飲み物を入手した。われわれが会議／休憩室の中に入ることができるかと尋ねると，職員がドアを開け，部屋に2名の職員がおり，その前に記録があることに気づいた。わたしが着席したとき，わたしはおよそ4個のプラスチックバッグに気づいた。各バッグに高さ約8〜12インチの文書があり，貴社のQCミーティング／休憩室内の床と椅子に散らばった約55個の試薬とバッチのサンプルが入った約5個のビニール袋があることに気がついた。次の

原文	意訳
approximately 4 plastic bags, with approximately 8-12 inches high document in each bag and approximately 5 bins full of approximately 55 reagents and fest batch samples scattered on the floor and chairs within your firm's QC building meeting/break room. For the next approximate 4 hours, I interviewed and went through each document with at least (B) (4) analysts. Per the analysts, their desks were "not organized and messy" and they did not want me, the FDA investigator, to see this. In all, I spent approximately 7 hours of inspectional time with respect to this incidence. The contents of documents and items identified within the room are described in Observation 1, Observation 4, and Observation 5. In addition, on 11/14/17 and 11/16/17, during my review of HPLC raw data for approximately 11 hours of inspectional time, and my subsequent interviews with analysts responsible for performing the tests, I encountered significant time delays in receiving analytical batch records with all accompanying relevant records and due to asking the same question many different ways due to incomplete answers by analysts.	約4時間，わたしは少なくとも(B)(4)の分析者と各文書に関してインタビューして調べた。分析者らによると，彼らの机は「整理されておらず，乱雑」であり，FDAの査察官であるわたしにこれを見てほしくないと思ったという。<u>全体として，わたしはこのため，およそ7時間の査察時間を費やして，サンプル，書類を照査した。</u>部屋の中で識別された文書とアイテムの内容は，観察事項1，観察事項4，および観察事項5に記載されている。 さらに，2017年11月14日および2017年11月16日，約11時間にわたるHPLC生データのレビュー，およびその後の試験実施責任者へのインタビューの際に，関連するすべての記録を含む分析バッチ記録の受領に著しい時間遅れが生じ，また分析者による不完全な回答のため，同じ質問に多くの異なる方法があることに遭遇した。
OBSERVATION 3 Supervisory oversight over the laboratory electronic systems and data is deficient. Specifically,	観察事項3 実験室の電子システムおよびデータに対する監督上の監視は不十分である。 具体的には，貴社がテストのために使用

原文	意訳
The current versions of HPLC and GC systems used by your firm for testing are Open LAB CDS Chemstation Edition A01.04 network software system and more than 7 standalone HPLC and GC systems, I. There is no data integrity program in place to include a statistically sound representative review of all electronic data (network and standalone) by the Quality Unit to ensure completeness, consistency, and accuracy of all chromatographic raw data generated by the Quality Control QC laboratory. In addition, your firm's QC electronic review procedure for analytical test data worksheets associated with final API was recently implemented approximately I month prior to the start of this inspection, Finally, your firm has not performed a statistically sound representative review of retrospective electronic data, During the current inspection, deviations from your normal laboratory procedure with respect to data integrity were observed. 2. Administrator role for computer systems, which includes your firm's computer laboratory electronic system, is assigned to your firms QA Manager, as of one month ago. Under the QA Manager, there are (B) (4) System Managers who belong to the QC Unit. During the inspection, on	しているHPLCおよびGCシステムの現在のバージョンは，Open LAB CDS Chemstation Edition A01.04ネットワークソフトウェアシステムと7つ以上のスタンドアロンHPLCおよびGCシステムである。 1. QCラボによって生成されたすべてのクロマトグラフ生データの完全性，一貫性，および正確性を確実にするための，品質部門によるすべての電子データ（ネットワークおよびスタンドアロン）の統計的に適切な代表的レビューを含むデータ保全プログラムがない。さらに，最終検査に関連する分析試験データワークシートのための貴社のQC電子レビュー手順は，この査察のおよそ1カ月前に運用が開始された。最後に，貴社は電子データの統計的に妥当な代表サンプルを取り出しての回顧的な照査を実行していない。査察では，データインテグリティに対して手順からの逸脱が観察された。 2. 貴社の，コンピュータラボ電子システムを含むコンピュータシステムの管理者の役割は，1カ月前の時点で貴社のQAマネージャに割り当てられている。QAマネージャの下に，QC部門に属する (B) (4) システムマネージャがいる。査察中の2017年11月16日，FDA査察

原文	意訳
11/16/17 I observed a System Manager from the QC Unit instructing your system administrator during my request for a demonstration of how user and created and deleted. This administrator has the authority to create and delete names, conducts data backup activities, delete data, and access to raw data for Open LAB CDS Chemstation and other testing program, and as such, should be independent of the QC Unit, Additionally, on 11/13/17, I observed a QC Analyst transfer raw data from the Network Server to the C Drive of the LC30 equipment, where it was available to view on the LC3S Open LAB interface.	官がユーザーの作成方法と削除方法のデモンストレーションを依頼しているとき，QC部門のシステムマネージャが，システム管理者（QAマネージャ）に指示しているのを観察した。このQC部門のシステムマネージャには，ファイル名の作成と削除，データのバックアップ活動の権限がある。Openラボ CDS Chemstationや他のテストプログラムの生データへのアクセス，削除，および生データへのアクセス等のコンピュータセキュリティの観点から，QC部門のシステムマネージャはQC部門から独立している必要がある。さらに，2017年11月13日に，QC分析者が生データをネットワークサーバーからLC30機器のCドライブに転送し，そこでLC3S Open LABインターフェースで閲覧できることを確認した。
3. During the inspection of your QC Test Room # 1 on the second floor of the QC building; where multiple electronic balance scales are located, I observed several ●● and ▲▲ electronic scales with functional printers. If was discovered that the password function for date/time was not locked and restricted from QC personnel, Printouts from these electronic scales are used as original records to document weighing of materials and samples and are attached to analytical	3. QC棟2階のQC試験室#1の査察で，複数の電子天秤が置かれているところで，●●と▲▲の電子天秤に機能的なプリンタが付属していることを観察した。QC担当者は日時のパスワード機能がロックされておらず，制限されていないことが判明した場合は，これらの電子天秤のプリントアウトを原本として用い，原材料および検体の秤量を記録し，分析バッチ記録に添付するとした。貴社によると，(B) (4) の電

91

原文	意訳
batch records. Per your firm, 12 out (B)(4) electronic scales do not have a password function option for date/time to be locked.	子スケールのうち12個は、ロックされる日付／時間のためのパスワード機能オプションを有していない。

　査察期間をとおしてこの製造所は、FDAの査察官に不信感を抱かせたことが、これら#483の観察事項から読み取れる。このことは、下線をひいた意訳部分から想像にかたくない。

・品質試験室へのプラントツアーの際、すりガラス越しに何かしらの不審物を隠すようなしぐさが見られた。

・休憩室に、サンプルや書類が無造作に置かれていた。品質試験室の事務区域が整理されていないので、サンプルや書類を移動させたが、査察官には、隠匿していると受け取られた。

・品質試験室で行った分析試験記録を査察官が照査をしたとき、照査のために要求された文書・記録を的確に、迅速に提供できなかった。

・査察官の問いに対応した分析担当者が、十分な説明をできなかった。このため、査察官は、質問を理解できていなかったと判断して、質問の内容を種々代えて回答を得ようとしていた。しかし回答を得るため、もしくは科学的なデータに基づいた回答を得るに相当な努力と時間を費やした。このことから、査察官は、回答を遅らせる、はぐらかそうとしていたと判断しているとも考えられる。

　これら状況を目撃した査察官は、製造所に対する不信感をもったのであろう。#483には多数の「報告されていない」が続くことからも推測される。

　品質試験室の記録、文書を照査したとき、査察官はコンピュータに残っている監査証跡の記録、逸脱、OOSのlogbookを見ながら、品質試験室での分析記録、文書を照査した。FDAの査察官は、これらの記録、文書を対比しながら照査を進めていった中で、監査証跡の記録と試験記録を照合しても、監査証跡に記録されている注入数が多かった。つまりは、文書・記録に残らない分析が行われ、その記録は文書化されておらず、出荷判定用の分析記録・報告書として残っている分析結果と異なることが判明した。これは、良好な分析のために非公式の注入が行われていた証拠である。このことから、製造所が逸脱管理、OOS管理を手順に従って行っていないとの判断が下されている。データインテグリティ確保に必要な、コンピュータ化された電子機器の完全性に関しても、FDAは照査している。

6. CGMPコンサルタント起用の推奨

【FDAに提出されたCAPA計画への評価】

原文	意訳
In your response, you explained that this "trial analysis" was performed on the sample solution for conditioning the high-performance liquid chromatography (HPLC) column. However, your explanation did not address why the "trial analysis" was performed using a sample solution instead of a standard solution, or why you ran this extra analysis in addition to the system suitability test, which verifies that a chromatographic system is adequate as set forth in USP<621>. You also acknowledged that a retrospective review conducted after the inspection found additional instances of unreported electronic data in original batch records. Your review only assessed laboratory data and did not assess all parts of your facility's operation where CGMP information is generated and maintained. In addition, you failed to provide details of your review criteria and methodology.	この「試し注入・分析」は，高速液体クロマトグラフィー（HPLC）カラムを調整するためのサンプル溶液を用いて行われたと説明された。しかし，「試し注入・分析」が標準溶液ではなくサンプル溶液を使用して行われた理由には言及していない。USP<621>に明記されている，クロマトグラフシステムが設定どおりに適切であることを検証するシステム適合性テストに加えて，なぜ追加分析を実行したか言及していない。 また，査察後に行われた回顧的なレビューで，元のバッチレコードに未報告の電子データが追加で見つかったことも確認した。貴社のレビューは実験室データのみを評価し，CGMP情報を作成・維持されている貴社の施設の運営のすべての部分を評価したわけではない。さらに，貴社はレビュー基準と方法論の詳細を提供することができていない。

　この製造所が，#483に対してFDAに回答した内容は，Warning Letterに記載されているFDAの反論から下記のように推察できる。

①観察事項（品質試験室の管理手順は守られていない）に対しては，「試し分析」は，HPLCのシステム適合性を確認するために行ったとの説明であった。しかし，標準溶液を用いてHPLCのシステム適合性を検証することが要求されていることに対して説明しておらず，さらに追加の分析が行われたこと，その記録が残っていないことに対する説明がない。それ以上に手順書不遵守の原因が究明されていない。つまりは，観察事項への説明に終始して，なぜ不遵守が起きたか，その原因究明と是正・予防策をFDAに回答していない。

93

②査察では，品質試験記録が文書として残っていないことが指摘された。製造所は，この指摘事項への対応，是正として，「品質試験室の記録，特に電子記録（のみ）を回顧的に照査して，多くの未報告の電子記録が発見された。その電子記録を基に報告書を作成した」と報告している。しかし，このとき，回顧的に照査する際の基準，範囲が開始前に規定されていない。さらに，照査・調査の方法が規定されていない。回顧的レビューのプロトコールを起案，承認せずに，回顧的レビューを行う担当者の教育訓練を行わずに実施，報告していると思われる。またこのとき，回顧的レビューの対象を，品質試験室のデータに限定してFDAに報告している。#483に記述されたFDAの査察官の観察事項から，品質試験室のデータに限らず，この製造所の記録，データの取り扱いに疑わしさが観察されているにもかかわらず，回顧的レビュー範囲を全製造所に広げていなかった。

【FDAが期待していたCAPAの内容】

原文	意訳
Data Integrity Remediation Your quality system does not adequately ensure the accuracy and integrity of data to support the safety, effectiveness, and quality of the drugs you manufacture. We strongly recommend that you retain a qualified consultant to assist in your remediation. In response to this letter, provide the following.	データインテグリティの改善 貴社の品質システムは貴社が製造する医薬品の安全性，有効性，そして品質を支えるための，データの正確さと完全性を十分に保証していない。是正・改善を支援するために，資格のあるコンサルタントを起用することを強く勧める。 この文書への回答として，以下を提出すること。
A. A comprehensive investigation into the extent of the inaccuracies in data records and reporting. Your investigation should include: • A detailed investigation protocol and methodology; a summary of all laboratories, manufacturing operations, and systems to be covered by the assessment; and a justification for any part of your operation that you propose to exclude.	A. データ記録および報告の不正確さの程度に関する包括的な調査。 調査には以下を含めるべきである： • 詳細な調査プロトコールと方法論，評価の対象となるすべての研究所，製造作業，システムの概要，除外を提案する作業のあらゆる部分の正当化。 • データ不正確性の性質，範囲，および根本原因を特定するための，現

6. CGMPコンサルタント起用の推奨

原文	意訳
• Interviews of current and former employees to identify the nature, scope, and root cause of data inaccuracies. We recommend that these interviews be conducted by a qualified third party. • An assessment of the extent of data integrity deficiencies at your facility. Identify omissions, alterations, deletions, record destruction, non-contemporaneous record completion, and other deficiencies. Describe all parts of your facility's operations in which you discovered data integrity lapses. • A comprehensive retrospective evaluation of the nature of the testing, manufacturing and other data integrity deficiencies. We recommend that a qualified third party with specific expertise in the area where potential breaches were identified should evaluate all data integrity lapses.	職および元従業員へのインタビュー。これらの面接は，資格を有する第三者によって行われることを推奨する。 • 施設におけるデータインテグリティ欠損の程度の評価。 脱落，変更，削除，記録の破棄，同時でない記録の作成，およびその他の不備を特定すること。 データインテグリティの失敗を発見した施設の操作のすべての部分について説明すること。 • 試験，製造およびその他のデータインテグリティ欠損の性質に関する包括的な回顧的評価。 潜在的違反が特定された分野に特化した専門知識を有する有資格の第三者が，すべてのデータインテグリティの失敗を評価することを推奨する。
B. A current risk assessment of the potential effects of the observed failures on the quality of your drugs. Your assessment should include analyses of the risks to patients caused by the release of drugs affected by a lapse of data integrity, and risks posed by ongoing operations.	B. 観察された失敗が貴社の医薬品の品質に及ぼす潜在的な影響の現在のリスク評価。 評価には，データインテグリティ欠損によって影響を受ける医薬品によって，引き起こされる患者に対するリスク，および進行中の手順によってもたらされるリスクの分析を含めるべきである。
C. A management strategy for your firm	C. グローバルな是正措置および予防措

95

原文	意訳
that includes the details of your global corrective action and preventive action plan. Your strategy should include: • A detailed corrective action plan that describes how you intend to ensure the reliability and completeness of all the data you generate, including analytical data, manufacturing records, and all data submitted to FDA. • A comprehensive description of the root causes of your data integrity lapses, including evidence that the scope and depth of the current action plan is commensurate with the findings of the investigation and risk assessment. Indicate whether individuals responsible for data integrity lapses remain able to influence CGMP-related or drug application data at your firm. • Interim measures describing the actions you have taken or will take to protect patients and to ensure the quality of your drugs, such as notifying your customers, recalling product, conducting additional testing, adding lots to your stability programs to assure stability, drug application actions, and enhanced complaint monitoring. • Long-term measures describing any remediation efforts and enhancements to procedures, processes, methods,	置計画の詳細を含む，貴社の経営戦略。戦略には，以下を含めるべきである； • 分析データ，製造記録，およびFDAに提出されたすべてのデータを含め，作成したすべてのデータの信頼性および完全性をどのように確保するかを記述する詳細な是正措置計画。 • 現在の計画の範囲と深さが，リスク評価の調査結果と釣り合っているという証拠を含む，データインテグリティ不備の根本的原因の包括的な説明。データインテグリティ失効に責任を負う個人が，会社のCGMP関連データまたは医薬品申請データに影響を与えるかどうかを示すこと。 • 患者を保護し，貴社の医薬品の品質を保証するために講じた，または講じる措置を記載した暫定措置。例えば，顧客への通知，製品回収，追加試験の実施，安定性確保のための安定性プログラムへのロット追加，医薬品申請措置，苦情監視の強化等。 • 貴社のデータインテグリティを確保するように設計された修復努力および手順，プロセス，方法，制御，システム，管理監督，および人的資源（例えば，訓練，人員配置の改善）に対する強化を記述する長期的な対策。

原文	意訳
controls, systems, management oversight, and human resources (e.g. training, staffing improvements) designed to ensure the integrity of your company's data. • A status report for any of the above activities already underway or completed.	• 上記の活動のうち，すでに進行中または完了したものに関するステータス報告。

　FDAはWarning Letterにおいて，今後この製造所が行うべきこと，FDAに報告すべきCAPAを詳細に記述している。その前提としてコンサルタントの起用を勧めていることは，#483に詳細に記載された査察時の様子からも推察される。少なくとも，査察された製造所は，孫氏の兵法「彼を知りて己を知れば，百戦して殆［あや］うからず。彼を知らず己を知らざれば，戦う毎［ごと］に必らず殆うし」の格言どおり，自己の能力をまずは査察前に自己点検で認識することが必要であったと考える。さらには，査察後に再度#483に記述された観察事項に基づき，FDA査察官が照査しなかったシステム，機器・装置，文書・記録を点検してGMPの充足度を評価することも求められた。この時点で充足していないとの認識に至れば，専門家を招聘して，#483への回答と同時にGMPの見直しに着手すべきである。

第2章 FDAが求める適切なCAPAの考察～#483からWarning Letter発出までの経過を読み解く

7 ラベル不備に関する事項

7.1 スペインのOTC医薬品メーカーへのWarning Letter

　#483の観察事項にない項目がWarning Letterに含まれる例もある。FDAの査察時，サンプルとして中間体，精製水，容器等を収去することがあり，その持ち帰ったサンプルはFDAのラボで分析される。その結果が逸脱であれば，Warning Letterの対象となりうる。

　スペインにある企業で，OTC医薬品（ローション等）をアメリカに輸出しており，本業が化粧品を扱っている企業の例を紹介する。査察時手交された#483の観察事項には，受け入れ試験，出荷試験，保存安定性試験が適切に行われていないこと，適格性，特にプロセスバリデーションが行われていないことがあげられていたが，収去したラベルに関してもFDAは検査し，記載内容に登録内容との齟齬があり，Warning Letterの項目に付け加えられた。

Warning Letter 320-18-32　February 12, 2018
https://www.fda.gov/ICECI/EnforcementActions/WarningLetters/ucm597084.htm

【Warning Letterでの指摘事項】

原文	意訳
1. Your firm failed to have, for each batch of drug product, appropriate laboratory determination of satisfactory conformance to final specifications for the drug product, including the identity and strength of each active ingredient, prior to release (21 CFR 211.165 (a))． You released your over-the-counter (OTC) drug products, such as (b) (4) lotion and (b) (4), without testing these products for the identity and strength of each active ingredient. Testing your active ingredients is essential to ensuring the drug products you manufacture meet established specifications for the chemical and microbial	1. 貴社は，出荷される前に，医薬品の各バッチについて，各有効成分の確認試験，力価を含む，医薬品の最終規格への適合性を，試験室で適切に評価することを怠った（21 CFR 211.165 (a)）。 貴社は，(b) (4) ローションや (b) (4) のようなOTC医薬品を，それぞれの有効成分の同一性と力価について出荷試験をせずに出荷した。貴社の有効成分を試験することは，貴社が製造する医薬品が保持している化学的および微生物学的特質が定められた規格を満たすことを証明するために不可欠である。

原文	意訳
attributes they purport to possess. 2. Your firm failed to conduct at least one test to verify the identity of each component of a drug product. Your firm also failed to establish the reliability of component supplier analysis on which you rely in lieu of certain tests through appropriate validation of the supplier's test results at appropriate intervals (21 CFR 211.84 (d) (l) and (2)). You failed to test incoming active pharmaceutical ingredients and other components used to manufacture OTC drug products to determine their identity, purity, strength, and other appropriate quality attributes. Instead, your firm relied solely on certificates of analysis from unqualified suppliers. In addition, you manufacture some of your products using (b) (4), but did not perform an identity test for incoming shipments of this component. You failed to determine whether (b) (4) or (b) (4) was within appropriate limits according to the USP standards for (b) (4). (b) (4) contamination in pharmaceuticals has caused lethal poisoning incidents in humans worldwide. See FDA's guidance document, Testing of (b) (4) for (b) (4), to help you meet the CGMP requirements when manufacturing drugs containing (b) (4), at (b) (4).	2. 貴社は，医薬品の各成分の同一性を確認する，少なくとも1つ以上の試験を行うことを怠った。貴社はまた，適切な間隔で供給者の試験結果を適切に検証することによって，特定の試験の代わりに供給者の試験結果の信頼性を担保することができなかった (21 CFR 211.84 (d) (l) and (2))。 OTC医薬品の製造に使用するために入手した原薬やその他の成分の受け入れ試験をして，それらの同一性，純度，力価，およびその他の適切な品質属性を判断することを怠った。代わりに貴社は，認定されていない供給元からのCoAを参照した。 さらに，(b) (4) を使用して一部の製品を製造しているが，この構成物の受け入れ試験としての確認試験を行っていない。(b) (4) のUSP基準に従って，(b) (4) または (b) (4) が適切な規格内であるかどうかを判定できなかった。医薬品中の (b) (4) の汚染は世界中で人間に致命的な中毒事件を引き起こしている。 (b) (4) を含む医薬品を製造する際のCGMP要件を (b) (4) で満たすために役立つように，FDAのガイダンス文書 (b) (4) についての (b) (4) の試験項を参照すること。

原文	意訳
3. Your firm failed to follow an adequate written testing program designed to assess the stability characteristics of drug products and to use results of such stability testing to determine appropriate storage conditions and expiration dates (21 CFR 211.166 (a)). Your stability program is inadequate. While you have some data that supports a (b) (4) expiry, this data is insufficient because you failed to include testing for active ingredients. You also failed to demonstrate that the chemical and physical properties of your OTC drug products will remain acceptable throughout the (b) (4) expiry you claim for your products.	3. 貴社は，医薬品の安定性特性を評価し，その安定性試験の結果を用いて適切な保管条件と有効期限を決定するように設計された，適切な文書化された試験プログラムに従わなかった (21 CFR 211.166 (a))。 貴社の安定性プログラムは不適切である。(b) (4) の有効期限を裏づけるデータはいくつかあるが，有効成分のテストを含めなかったため，このデータは不十分である。また，貴社のOTC医薬品の化学的および物理的特性が，定義された (b) (4) 有効期限をとおして規格内であることを証明することができなかった。
4. Your firm failed to establish written procedures for production and process control designed to assure that the drug products you manufacture have the identity, strength, quality, and purity they purport or are represented to possess (21 CFR 211.100 (a)). You have not validated the processes used to manufacture your OTC drug products. You did not perform process qualification studies, and lacked an ongoing program for monitoring process control to ensure stable manufacturing operations and consistent drug quality.	4. 貴社は，貴社が製造する医薬品が保持しているべき，もしくは保持していることが示された，力価，品質，純度をもっていることを保証するように設計された製造管理，ならびに製造の手順を適切に文書化することを怠った。(21 CFR 211.100 (a)) 貴社は貴社のOTC医薬品を製造するために使用されるプロセスをバリデートしていない。プロセスバリデーションを実施しておらず，安定した製造業務と一貫した医薬品品質を確保するための，プロセス管理を監視する継続的なプログラムが不足していた。

原文	意訳
・・・ In addition, your batch production records lacked sufficient instructions to ensure reproducibility of your manufacturing processes. Your procedures do not include defined process parameters, such as (b) (4) times, (b) (4) speeds, (b) (4), and bulk hold times. You must have adequate records to document the steps in your manufacturing processes and demonstrate that they remain in control.	＜中略＞ さらに，貴社のバッチ生産記録は貴社の製造工程の再現性を確実にするのに十分な指示を欠いていた。手順には，(b) (4) 回数，(b) (4) 速度，(b) (4)，バルクホールド時間などの定義済みプロセスパラメータは含まれていない。製造工程のステップを文書として残し，かつそれらが管理されていることを実証するための適切な記録が必要である。
Labeling Concerns We collected 33 labels during the May 2017 inspection, including labels for (b) (4), and (b) (4) OTC drug products. As a manufacturer and/or distributer of OTC drug products, it is your responsibility to comply with all requirements of Federal law and FDA regulations, to ensure that your products are safe and effective, and to ensure that your products do not violate the provisions of the FD&C Act. Products that are marketed and indicated for use as (b) (4) are subject to the Final Rule for (b) (4) Drug Products for Over-the-Counter Human Use (b) (4). If the intent is to market them as OTC drug products within the scope of FDA's OTC Drug Review, they must meet the conditions set forth in (b) (4). Otherwise, FDA-approved applications must be in effect.	ラベルに関する懸念 2017年5月の査察期間中に，(b) (4) および (b) (4) 一般用医薬品のラベルを含む33のラベルを回収した。一般用医薬品の製造業者および/または販売業者として，連邦法およびFDA規則のすべての要求事項を遵守し，貴社の商品が安全かつ有効であることを保証し，貴社の商品がFD&C法の規定に違反しないことを保証することは，貴社の責任である。(b) (4) としての使用が市販されている製品は，(b) (4) 一般用医薬品 (b) (4) の最終規則の対象となる。FDAのOTC Drug Reviewの範囲内で，それらをOTC医薬品として販売することを目的としている場合，それらは (b) (4) に記載された条件を満たさなければならない。それ以外の場合は，FDA承認の申請書が有効でなければならない。

第2章　FDAが求める適切なCAPAの考察〜♯483からWarning Letter発出までの経過を読み解く

　査察時の収去は査察官の権利であり，拒否することはできない（FDAの規則では，理由なきサンプル提供の拒否は，罰則規定に抵触する）。当然ながら，収去されたサンプルの控えについては，査察された製造所は保管し，FDAの品質試験室での分析に耐えうるかの自社判断を行うことが必要である。この製造所は，収去されたラベルの精査を怠っていた。

8 収去したサンプル分析結果の不備

8.1 収去されたサンプルの分析結果を踏まえたWarning Letter

　アメリカでも収去という方法で市中に出回っている医薬品を入手（購入）して，FDAの試験室で分析し，登録承認された規格適合性の確認を行うことがある。

Warning Letter 320-18-37　February 23, 2018
https://www.fda.gov/ICECI/EnforcementActions/WarningLetters/ucm598585.htm

【Warning Letterでの指摘事項】

原文	意訳
Sample Results In September 2016, before FDA's inspection, FDA detained and tested samples of your OTC drug product, (b) (4) spray, batch (b) (4). This batch was found to have nearly twice the active ingredient content claimed on the label. Subsequent batches detained and tested by FDA also yielded similar super-potent results. On August 30, 2017, FDA held a teleconference with your firm regarding the test results, your drug product formulation, and your inadequate test methods. You committed to reformulate the (b) (4) spray and update your test methods as per the USP monograph.	サンプル結果 2016年9月，FDAの査察前に，FDAは貴社のOTC医薬品 (b) (4) スプレー，バッチ (b) (4) のサンプルを収去および試験した。このバッチは，ラベルに記載されている有効成分含有量のほぼ2倍が検出された。FDAが収去および試験した後のバッチも，同様の力価が規格超えの結果であった。2017年8月30日にFDAは貴社と，テスト結果，貴社の医薬品，そして貴社の不適切なテスト方法に関して電話会議を開催した。貴社は (b) (4) スプレーの処方を再検討し，USPモノグラフに従って貴社の品質試験方法・手順を更新することを約束した。

　査察の1年前である2016年9月にFDAは，この製造所が輸出した医薬品（OTC）を収去・分析していた。この査察は2017年の8月14～18日に行われており，#483への回答は同年9月11日にFDAに提出されている。
　この間，8月30日にFDAとの間で，査察時に観察された医薬品（OTC）の品質試験結果と製剤

に関しての電話会議を行っている。

　Warning Letterには，出荷した製品のCoAに記載した分析結果の記録が紛失していることを含めた，データインテグリティの不備，出荷前にアメリカ向け医薬品のCoAを作成したことを含め品質試験室の試験が適切に行われていなかった等の違反が記述されている。これは，従来のデータインテグリティ問題というより，偽証に近い状態であった。

【提出されたCAPA計画の評価】

原文	意訳
In your response, you provided a revised procedure that requires retention of all test-related records and implements routine data review. Your response also committed to upgrading your analytical instrumentation to comply with CGMP requirements. However, your response was insufficient. You did not perform a retrospective evaluation of the scope of poor data retention practices in other electronic data systems and assess the potential impact on your drug products. Your response also failed to provide details about the audit trail capability or adequately describe validation of the new HPLC system.	貴社の回答では，品質試験関連の記録をすべて保存し，常時データのレビューを実施することを要求する改訂された手順書が提出された。また，貴社の分析機器をCGMP要件に準拠するように更新・最新にすることを約束した。しかし，貴社の回答は不十分である。 貴社は，他の電子データシステムにおける不十分なデータ保管に対しての回顧的評価を行わなかった。また，貴社の医薬品への潜在的影響・リスクを評価しなかった。回答では，監査証跡の機能に関する詳細な説明の提出，新しいHPLCシステムの検証の手順を適切に説明することはなかった。

　製造所は，"記録を残す，記録を照査する"という品質試験室の分析記録の手順書の不備を訂正，改訂版を発行することが#483への対応と考えていた。FDAが求めている#483の回答には，観察事項の根本原因調査，影響調査（リスク分析），再発防止の具体的な方策が含まれるべきであるが，この製造所はすべてを怠り，さらに収去された製品の品質が登録規格に合致しないというこの観察事項に密接に関連する改善も反故にしている。

　当該製造所は，#483が手交された時点，つまりは査察中に，収去された製品を含め関連するロットの製品品質の不適を知らされていた。この時点で，出荷した製品の品質試験結果の回顧的照査，影響調査を行うことが求められた。その報告が，#483の回答に添付されれば，Warning Letterにはならない可能性がある。これはFDAがリスク軽減が図られたかを指標にしていることから推察される。

9 品質契約に関する不備

9.1 品質契約書の理解度，重要性の認識が低いと判断されたWarning Letter

　本章3節でも記載した委受託関係での責務に関連して，委託主と契約した品質契約書を遵守していないことがWarning Letterに記述されている例である。品質契約書の理解度，重要性の認識が低いとFDAの査察官が観察したことでの記述であろうと推察される。

Warning Letter 320-18-38　March 5, 2018
https://www.fda.gov/ICECI/EnforcementActions/WarningLetters/ucm599876.htm

【Warning Letterに記載された違反】

原文	意訳
Quality Agreement You and your customer, (b) (4), have a quality agreement specifying the testing method that must be used for your drug product. Your firm failed to follow the procedure set forth in your quality agreement regarding the use of the United States Pharmacopeia for drug component testing. You also failed to obtain prior approval from your customer before changing the test method, as required in your quality agreement. For more information on how quality agreements may be helpful for defining, establishing, and documenting responsibilities for CGMP activities, see FDA's guidance document, *Contract Manufacturing Arrangements for Drugs: Quality Agreements,*.	品質契約 貴社と顧客 (b) (4) は，貴社の医薬品に使用しなければならない試験方法を指定した品質契約を交わしている。貴社は，含量試験で米国薬局方の採用が定められている，品質契約に述べられている手順に従わなかった。品質契約で決められたように，テスト方法を変更する前に，顧客から事前の承認を得ることも怠った。品質契約がCGMP活動の責任を定義，確立，文書化するのにどのように役立つかについての詳細は，FDAのガイダンス文書を参照すること。

　CAPAとしては，GMPコンプライアンス教育で，法令遵守の再教育が必要であると同時に，経営層のコンプライアンスの向上が必須となる。

105

洗浄バリデーションに関する不備

10.1 洗浄バリデーションに関する査察の着眼点

査察時必ず行われる製造施設のプラントツアーでは，FDAの査察官は，製造施設内での交叉汚染のリスクに最大限の注意をはらうといわれている。特に観察する項目は，以下のとおり。

①洗浄が容易な構造か。突起物，デッドスペース，目視観察できない箇所はないか。
②洗浄済み機器に洗浄残渣はないか。
③洗浄済み等の表示のステータスが正しいか。
④洗浄を確認する部位は適当か。
⑤洗浄バリデーションはリスクベースで行われているか。残留許容基準はリスクマネジメントの観点から設定されているか。

10.2 米国のジェネリック医薬品メーカー製剤工場への Warning Letter

多くの製造所では，前述の洗浄作業での確認事項全部，もしくは一部が欠落していることが観察される。米国のジェネリック医薬品メーカーの製剤工場で査察された際に観察された下記事例は，その典型的な例である。

Warning Letter CMS # 557903　November 9, 2018
https://www.pharmacompass.com/jAssets/pdf/news/Mylan-Pharmaceuticals-Receives-FDA-Warning-Letter-1542864425.pdf

【Warning Letterでの指摘事項】

原文	意訳
1. Your firm failed to clean, maintain, and, as appropriate for the nature of the drug, sanitize and/or sterilize equipment and utensils at appropriate intervals to prevent malfunctions or contamination that would alter the safety, identity, strength, quality,	1. 貴社は，公式またはその他の確立された要求項に基づく医薬品の純度，安全性，力価，品質を変化させるような故障・誤動作や交叉汚染を防ぐために，機器の性質，医薬品の性質に応じて適切な間隔で洗浄，維持，

原文	意訳
or purity of the drug product beyond the official or other established requirements (21 CFR 211.67 (a)). Your cleaning validation and verification program for manufacturing equipment is inadequate to prevent cross contamination.	そして滅菌をしなかった。(21 CFR 211.67 (a))。 製造設備のための貴社の洗浄バリデーションと検証プログラムは交叉汚染を防ぐには不十分である。
A. Your firm has had many recurring incidents in which visible drug residues were found on non-dedicated equipment after the equipment was deemed clean by multiple staff. For example, on January 10, 2018, your firm opened an investigation after a technician found visible residues of nitrofurantoin in the form of a yellow powder on your encapsulation machine after you had already made (b) (4) batches of another drug, verapamil HCl extended release (ER) capsules, a white powdered drug product. You had cleaned the encapsulation machine after you finished manufacturing the yellow nitrofurantoin and before you started to manufacture the white verapamil HCl ER capsules. The machine was cleaned (b) (4) more times between different capsule dosage strength changes of verapamil HCl ER. Although both manufacturing and quality personnel performed visual inspections after these cleanings, visible yellow powder residue of nitrofurantoin	A. 貴社では，専用ではない装置が複数のスタッフによって洗浄確認された後に，目視できる薬物残留物が装置上で発見されたということを何度も繰り返した。 例えば，2018年1月10日に，白色粉末製剤であるベラパミルHCl徐放 (ER) カプセルを製造した後，技術者がカプセル充填機に目視できる黄色の粉末状のニトロフラントインの残留物を見つけ，貴社は調査を開始した。 黄色のニトロフラントインの製造が終わった後，白いベラパミルHCl ERカプセルの製造を始める前に，カプセル封入機を洗浄していた。装置は，ベラパミルHCl ERの異なる力価のカプセルに変更する間にさらに洗浄 (b) (4) した。製造および品質管理の両方の職員がこれらの洗浄後に目視検査を行ったが，多くのベラパミルのバッチがニトロフラントインとの交叉汚染の重大な危険にさらされるまで，ニトロフラントインの黄色粉末の目に見える残留物はカプセル封入機で検出されなかった。

原文	意訳
was not detected on the encapsulation machine (b) (4) until many verapamil batches had been exposed to a significant risk of cross-contamination with nitrofurantoin.	
B. Your firm continued to experience cleaning swab failures related to detergent residue across numerous pieces of non-dedicated equipment and surfaces. In your 2013 cleaning assessment, you noted several cleaning swab failures and difficulties in recovering your detergent, (b) (4), from equipment surfaces. This assessment culminated in the decision to replace (b)(4) with a pharmaceutical-grade detergent. However, our inspection noted that you continued to use (b) (4). You also continued to obtain failing cleaning swab results in 2018 for residual (b) (4) after equipment was deemed visually clean.	B. 貴社は，多くの非専用機器やその表面での洗浄確認のためのスワブ試験を失敗し，不適を経験し続けた。2013年の洗浄評価では，洗浄スワブの複数回の失敗・不適，洗浄剤(b)(4)を機器表面から回収することが困難であることに気づいた。この評価の結果，洗浄剤(b)(4)を医薬品グレードの洗浄剤に変更することが決定された。しかしFDAの査察では，貴社は洗浄剤(b)(4)を使い続けていることがわかった。また2018年には，機器が視覚的にきれいであると確認された後，残存物(b)(4)によって，洗浄確認（スワブ）の結果は不合格となった。
C. Your cleaning program was insufficient, including, but not limited to, the following. • The selection process for equipment, location, and number of swab samples collected was not justified or consistently documented (e.g., sufficient pieces of equipment, demonstration of reproducibility). • The cleaning procedures used in your	C. 貴社の洗浄プログラムは，これに限定されないが以下の点で不十分であった。 • 採取したスワブサンプルの機器，位置，数の選択プロセスが妥当でないか，一貫して文書化されていない（例：十分な対象機器数，再現性の実証）。 • バリデーションおよび検証プロトコー

原文	意訳
validation and verification protocols were not always documented.	ルに適用されている洗浄手順は，常に文書化されているわけではない。
• Protocols were not consistently followed (e.g., obtaining successful samples from (b) (4)).	• プロトコールが一貫して守られていなかった（例：(b) (4) から確実にサンプルを採取するなど）。
• For periods as long as 6 years, cleaning validation and verification study reports were not finalized for drug products you deemed "high risk." The lengthy delay in producing your October 2016 report to evaluate the capability of your cleaning procedures for these critical products was attributed to "misplacement of the protocol and associated data."	• 6年間にわたり，「高リスク」と判断された医薬品の洗浄バリデーションおよびベリフィケーション報告書が最終化されていなかった。これらの重要製品の洗浄手順評価のための，2016年10月の報告書作成が遅れたのは，「プロトコールと関連データの誤配置」によるものと考えられた。
• Adequate validation or verification studies were not always performed when introducing a new high-risk (e.g., difficult to clean, low solubility, potent) active ingredient into the manufacturing operation.	• 新しい高リスク（例えば，洗浄が困難，低溶解性，高活性）の有効成分を製造工程に導入する際に，適切なバリデーションまたはベリフィケーションは常に行われているとは限らなかった。
• Initial equipment surface cleaning swab results with unknown or extraneous peaks were sometimes invalidated (without meaningful investigation) by re-collecting a swab from the failed location after a re-clean, or from another equipment location.	• 未知または無関係なピークを含む初期の機器洗浄確認のスワブの結果は，再洗浄後に失敗した場所または別の機器の場所からスワブサンプルを採取することによって，（有意な調査をせずに）無効にされることがあった。
• You lacked a system to trigger timely and effective investigations when multiple visual checks failed to detect visible drug residues remaining on a piece of equipment.	• 複数回の目視検査で機器に残留する目に見える薬剤残渣を検出できなかった場合に，タイムリーで効果的な調査を開始するシステムがなかった。
	• 洗浄確認スワブサンプリングがまれ

原文	意訳
• Cleaning swabs were sometimes lost or not accounted for in your data.	に紛失した，またはデータに含まれていなかった。

　前述のよく観察される項目のうち，②洗浄済み機器に洗浄残渣はないか，④洗浄を確認する部位は適当か，⑤洗浄バリデーションはリスクベースで行われているか，残留許容基準はリスクマネジメントの観点から設定されているか，の少なくとも3項目に欠陥が認められた結果，Warning Letterの発出となったことがわかる。Warning Letter発出までの経過を見てみよう。

【製造所へ手交された#483】

原文	意訳
Observation 2 Equipment and utensils are not cleaned, maintained and sanitized at appropriate intervals to prevent contamination that would alter the safety, identity, strength, quality or purity of the drug product. Specifically, A. Your Quality Unit (QU) failed to adequately validate the cleaning process of all manufacturing equipment and utensils shared between your 230 oral dosages drug products (potent and non- potent) to ensure no cross-contamination of active ingredients and detergent occur between products, Manufacturing equipment and utensils are shared between non-potent and potent drugs including Fentanyl I Citrate (potent opioid) Liothyronine (hormone), Prednisolone Sodium Phosphate (steroid) (B) (4) X, Cabergoline (potent dopamine agonist), and (B) (4) as	観察事項2 医薬品の安全性，確認試験，強度，品質または純度を悪くさせる恐れのある交叉汚染を防ぐために，機器および器具は適切な間隔で清掃，維持および滅菌されていない。 具体的には， A. 貴社の品質部門 (QU) は，製品間で有効成分と洗剤の交叉汚染が起こらないようにするために，230種の経口医薬品（高薬理および非高薬理）間で共有されるすべての製造機器および器具の洗浄プロセスを適切にバリデートできていない。製造設備および用具は，フェンタニルIクエン酸塩（強力なオピオイド），リオチロニン（ホルモン），プレドニゾロンリン酸ナトリウム（ステロイド）(B) (4) X，カベルゴリン（強力なドーパミン作動薬），および (B) (4) のような低薬理治療薬と高薬理薬で共有されている。欠陥

原文	意訳
well as low therapeutic range drugs such as Levothyroxine Sodium. Some of the deficiencies includes but are not limited to; 1) The Cleaning Validation Reports for the worst-case drug products each category type {i.e., immediate release tablets. extended-release tablets- immediate release capsules, extended release mixed products, high potent, powder and high volume products} were limited to (B) (4) swab test results from at least (B) (4) pieces of equipment including (B) (4) equipment for different drug manufactured between 2010 and 2016 without any documented rationale for their selection to represent validation of the cleaning process. In addition, results were documented only as "Pass" or "Fail" for the selected equipment. and there was no interpretation of the impact of the entire manufacturing equipment train against the residue limits in the finished drug product. For example, Report for Cleaning Validation/Verification Program Utilizing (B) (4) (MPI-SOP-QAS"CLV 0004) -2010 approved on 10/5/16 includes a listing of ten (10) drugs products identified by your Firm as high-risk products for which test results for "Chemical" and "Micro" were reported as "Pass" or "Fail" for (B) (4) pieces of equipment per product that were swabbed between 2010 and 2013. There was no documented rationale for their selection	のいくつかは以下のとおりだが，これに限定されない。 1) 各カテゴリータイプのワーストケース製品（即放性錠剤，徐放性錠剤，徐放性混合商品，高力価，粉末および高容量製品）の洗浄バリデーション報告書は，(B) (4) 洗浄プロセスのバリデーションを示すための選択根拠が文書化されていない，2010年から2016年の間に製造された異なる薬剤のための (B) (4) 機器を含む，少なくとも (B) (4) 機器からのスワブ試験結果に限定された。さらに，結果は選択された機器の「合格」または「不合格」としてのみ記録されていた。そして，医薬品の残留限度に対する製造装置全体の影響の調査はなかった。例えば，2016年10月5日に承認された (B) (4) を使用した洗浄バリデーション／ベリフィケーションプログラムの報告書 (MPI-SOP-QAS "CLV 0004) -2010には，高リスク製品として貴社によって識別された10の医薬品製品のリストが含まれている。「化学」および「微生物」のテスト結果が，2010年から2013年の間でスワブされた製品ごとの (B) (4) 個の機器について「合格」または「不合格」と報告された。連続する製造装置をとおして検出された全体的な残留物の評価，ならびにそれを選択した根拠を分析していなかった。

原文	意訳
and an evaluation of the overall residue detected across the manufacturing equipment train.	
2) According to the 2016 Annual Cleaning Validation Program Review, approved a year late on 2/28/18. trends for inadequate cleaning were identified for(B)(4) departments that were evaluated (B)(4). No trend was identified for the(B)(4) departments; however, during the inspection, significant deficiencies in the cleaning process of the (B)(4) encapsulator were identified. Your Quality Unit's conclusion in this report that "interim controls have been implemented. for each identified department and therefore sufficient control exists to ensure product safety" was not supported by the cleaning execution failure trends identified in most departments. In addition. Significant deficiencies found during this inspection in cleaning procedures, cleaning validation, swabbing procedures and testing, and inadequate investigations do not support your conclusion that sufficient controls exist to ensure product safety.	2) 2018年2月28日に承認された2016年の洗浄バリデーションプログラム報告書によると，(B)(4)と評価された(B)(4)部門について，不適切な洗浄の傾向が確認された。(B)(4)部門についての傾向は確認されなかったが，査察中に(B)(4)カプセル充填機の洗浄工程における重大な欠陥が確認された。本報告書における貴社の品質管理部門の結論は，「特定された各部門に対して暫定管理が実施されており，製品の安全を確保するのに十分な管理が存在する」というもので，ほとんどの部門で特定された洗浄実施の失敗の傾向によって裏づけられていなかった。さらに，洗浄手順，洗浄の検証，拭き取り手順とテストにおいて，この査察で発見された重大な欠陥，および不適切な調査は，製品の安全性を確保するのに十分な管理が存在するという貴社の結論を裏づけるものではない。
3) Similarly, according to the Morgantown Cleaning Validation: 2017 Annual Program Review approved on 3/16/18, your firm continues to experience about a (B)(4)%	3) 同様に，Morgantown Cleaning Validation：2017年年次プログラムレビューによると，洗浄のために約(B)(4)%前後のスワブ不良が発生し続け

原文	意訳
swab failure for cleaning [68 out (B) (4) initial swabs taken from selected manufacturing equipment during Jan-Dec 2017 produced aberrant results {41 failures and 27 inconclusive results} indicating that corrective action has not been effective. Furthermore, the 68 cleaning failures documented in the report did not include 52 visual cleaning failures that occurred [n Manufacturing since March 2017 for which a swab or an investigation were not performed. In addition, swab results that generated an unknown or extraneous peak were categorized as "inconclusive" and invalidated ii a re-swab in another location of the equipment yielded passing results. Your Quality Unit's decision for invalidating swab results with extraneous peak based on re-swab results in another location of the equipment lacked sound scientific rationale.	ている。2017年12月に異常な結果（41件の失敗と27件の未確定の結果）が生成され，是正措置は有効ではないことが示された。さらに，報告書に記載されている68件の洗浄失敗には，目視による52件の洗浄失敗（2017年3月以降の製造）は含まれていない。さらに，未知または異常のピークを生成したスワブ結果は「不十分」として分類され，装置の別の場所での再スワブによって合格の結果が得られた。別の場所での再スワブによるスワブ結果の無効化という貴社の品質部門の決定は，正しい科学的根拠が欠けていた。
4) Manufacturing investigations of cleaning failures did not extend to other batches. For example, Manufacturing Investigation Report (MIR} # I415886 was opened on 1/10/2018 (still open) to investigate yellow powder residue observed in the encapsulation machine (B) (4) #2090 in NEX 374 after the encapsulation campaign of (B) (4) batches of Verapamil HCl ER Capsules (white powder). The previous drug product, Nitrofurantoin Mono/Macro	4) 洗浄失敗の製造調査は他のロットに広げられなかった。 例えば，ベラパミルHCl ERカプセル（白色粉末）の（B）（4）バッチのカプセル化キャンペーン後にNEX 374のカプセル化装置（B）（4）#2090で観察された黄色粉末残留物を調査するために，製造調査報告書（MIR）番号#I415886が2018年1月10日に公開された。 以前の製剤であるニトロフラントイン

原文	意訳
Capsules USP 100 mg, consists of two yellow Mono tablets and one orange macro tablet. According to your investigation. the yellow powder dust coming from the mono tablets is a fine powder that may adhere to surfaces and accumulate on exposed area of the Machine. During an AQL inspection, this yellow powder was observed on the (B) (4) of the (B) (4) and on the (B) (4) that (B) (4) the; this located above the (B) (4) where capsules are filled. Most significant, the yellow powder residue was observed after a (B) (4) between strengths as well as multiple visual inspection by manufacturing and QA after every clean. The root cause was identified as inadequate cleaning procedure (MPI.SOP-MFG-ENC-0008) that did not require removal if the (B) (4) and (B) (4) for thorough cleaning, as well as the failure of manufacturing and QA personnel to perform thorough visual inspections of the equipment before release. Your firm failed to extend this investigation to all batches manufactured in this and similar encapsulation equipment that could not be cleaned adequately as per the cleaning procedures. A review of the Cleaning and Maintenance Log Book for (B) (4) #2090 between November 2016 and January 2018 showed numerous batches of different products including Nutrofurantoin	モノ／マクロカプセルUSP 100mgは，黄色のモノ錠2錠とオレンジ色のマクロ錠1錠からなる。 貴社の調査によると，モノ錠剤からくる黄色の粉末状の粉塵は微細な粉末で，表面に付着し，装置の露出部に蓄積することがある。 AQL検査中，(B) (4) の (B) (4) および (B) (4) の (B) (4) にこの黄色の粉末が観察され，これはカプセルが充填されている (B) (4) の上方に位置していた。 最も重要なことは，黄色の粉末残留物が，異なる力価の (B) (4) の後，ならびに製造による複数の目視検査および各洗浄後のQAの後に観察されたことである。 根本原因は，(B) (4) および (B) (4) が洗浄を徹底するために除去を必要としない不適切な洗浄手順（MPI.SOP-MFG-ENC-0008）であると特定されたほか，製造担当者および品質保証担当者が，出荷前に機器の徹底した目視検査を実施しなかったこととして特定された。 貴社はこの調査を，洗浄手順に従って適切に洗浄できなかった本封入装置および類似の封入装置で製造されたすべてのバッチに拡大しなかった。 2016年11月から2018年1月の間に (B) (4) #2090の洗浄・保守記録簿をレビューしたところ，ニュートロフラン

原文	意訳
Monohydrate/Macrocrystals capsules, Amlodipine/Benazepril HCl capsules Tolteridone Tartrate ER Capsules. and Verapamil HCI ER Capsules that were previously encapsulated in this equipment, but your QU did not extend the investigation to these batches-	トイン―水和物／マクロクリスタルカプセル，アムロジピン／ベナゼプリルHClカプセル，トルテリドンタルトレートERカプセル等，多数の異なる製品のロットが示された。また，以前に本装置に封入されていたベラパミル HCI ERカプセルは，品質部門はこれらのバッチに調査を拡大していなかった。
Observation 3 Written procedures are not followed for the cleaning and maintenance of equipment, including utensils, used in the manufacture, processing, pecking or holding of a drug product. Procedures for the clearing and maintenance of equipment are deficient regarding inspection of the equipment for cleanliness immediately before use.	観察事項3 製造に使用される器具，医薬品の加工，梱包または保持に使用される道具を含む機器の洗浄および保守点検の文書化された手順が守られていない。使用前の装置の洗浄・清浄度の検査に関して，装置の洗浄および保守のための手順は不十分である。

230品目を製造する多品目製造装置で，その中には高薬理活性医薬品も含まれているが，交叉汚染防止が検討されていなかった。

キャリーオーバーに関するリスク評価がない，またスワブ試験を行っているが，その結果が数値化されていない。洗浄バリデーションプログラムレビューで不適な傾向が見られたが，科学的根拠なく適正と判断した。製品品質照査で洗浄の不備（スワブ試験）が検出されたが，科学的根拠なく，別のスワブ試験の結果で適合にした。目視確認で残渣が見られたが，交叉汚染等の拡大調査を怠った。洗浄，洗浄確認のSOPは不十分であり，かつSOPを遵守していないなど，これらの観察事項は交叉汚染を招く可能性が濃厚で，FDAが回収を勧告する手前の重篤度であると思われる。

【提出されたCAPA計画への評価】

原文	意訳
Your response was insufficient in that it lacked updated procedures and evidence to support a validated cleaning program. In addition, you provided only partial product impact assessments.	バリデーション済みの洗浄プログラムをサポートをするための最新の手順と証拠が欠如しているという点で，貴社の回答は不十分である。さらに，貴社は部分的な製品への影響評価だけを提供した。

　査察された製造所が提出した観察事項への回答内容は，FDAの評価からSOPの改訂を提案していることがわかる。交叉汚染の恐れに関しては，査察時，照査された洗浄記録で残渣が認められたスワブ試験の不適の製品，バッチに対して，キャリーオーバーがない結果を示したが，このカプセル充填機で製造したすべての製品，過去，現在流通中の製品までは広げていない。つまり，交叉汚染のリスクを払拭する評価報告書は提出されていないとみられる。

【FDAが期待していたCAPAの内容】

原文	意訳
In response to this letter: • Provide evidence of a validated program in which cleaning procedures used to remove active ingredients and detergents from production equipment can consistently meet predetermined and scientifically sound specifications. • Justify the number, location, timing, and frequency of cleaning swabs on equipment, and the selection of products and equipment types for your cleaning matrix validation/verification activities. • Assess all equipment（(b)（4))in which drug product residues were discovered during manufacturing or cleaning operations at your facility.	このWarning Letterへの回答として，以下を提出すること。 • 製造設備から有効成分や洗浄剤を除去するための洗浄手順が，事前に定義された科学的に検証された規格を一貫して満たすバリデーション済みプログラムの証拠を提供すること。 • 機器のスワブサンプル箇所の数，場所，タイミング，頻度が妥当か，および洗浄マトリックスのバリデーション／ベリフィケーション作業に用いる製品と機器選択の妥当性検証。 • 貴社の施設での製造または洗浄作業中に医薬品の残留物が発見されたすべての機器（(b)（4))の評価。 • 洗浄確認用のスワブサンプリングのす

原文	意訳
• Provide a retrospective investigation into all cleaning swab failures and identify the root cause of the failures. Specify any swab failures for which the corrective action was to reclean without investigating the root cause of the failure. Provide your corrective action and preventive action (CAPA) plan that details improvements to procedures for cleaning and equipment inspection that will be implemented as a result of your investigation. • Describe your updated cleaning training program for your production and quality assurance employees. Include any objective competency and proficiency results to assess training effectiveness.	べての不適・失敗について回顧的に調査を行い，失敗の根本原因を特定すること。調査せずに再洗浄を行ったことの是正のために，スワブサンプリングを特定すること。調査の結果に基づき洗浄および機器検査の手順の改善を詳述したCAPA計画を提出すること。 • 生産および品質保証担当者向けの最新の洗浄トレーニングプログラムを文書にて提出。トレーニングの有効性を評価するための客観的な能力と熟練度の結果を含めること。

　Warning Letterでは，洗浄バリデーションのやり直し，洗浄確認方法の再構築，過去の逸脱(スワブ，目視確認検査結果)の回顧的評価，作業者の教育訓練，認定結果の提出を求めている。これらのことから，この製造所は，洗浄バリデーションが終了して，リスクベースで許容残留量のマトリックスを作成するまで，従来どおりの製造はできないと考えられる。

　#483でFDAが懸念したのは，出荷された製品の交叉汚染の可能性である。つまりは，拡大した影響調査，このカプセル充填機で製造した全製品，全バッチの影響調査を，まず是正措置としてFDAに提出すべきであった。また，スワブ，目視確認検査結果の逸脱を十分な調査をせずに見逃していたことへの根本原因の調査が求められる。

無菌性保証の不備

11.1 無菌性保証不備による韓国の製薬企業へのWarning Letter

　FDAが韓国の製薬企業を査察した際，無菌医薬品の製造工程（バイアル充填工程等）で，無菌性の保証不備が疑われる違反が観察された例を紹介する。

Warning Letter 320-18-28　January 26, 2018

https://www.fda.gov/ICECI/EnforcementActions/WarningLetters/ucm594395.htm

【Warning Letterでの指摘事項】

原文	意訳
1. Your firm failed to establish and follow appropriate written procedures that are designed to prevent microbiological contamination of drug products purporting to be sterile, and that include validation of all aseptic and sterilization processes (21 CFR 211.113 (b)). Poor Aseptic Behavior On May 23, 2017, our investigator observed multiple poor aseptic practices during the set-up and filling of (b) (4) batch (b) (4). For example, during the aseptic filling of vials, an operator used restricted access barrier system (RABS) (b) (4) to remove a jammed stopper by reaching over exposed sterile stoppers in the stopper bowl. The RABS (b) (4) disrupted the unidirectional airflow over the stopper bowl, creating a risk for	1. 貴社は，無菌医薬品の微生物汚染を防ぐために設計・制定された適切な文書化された手順を確立し，それに従うことを怠った。それには，無菌および滅菌プロセスのバリデーションを含む（（21 CFR 211.113 (b)）。 未熟な無菌化操作 2017年5月23日，われわれの査察官は，(b)(4) バッチ (b)(4) の設定および充填中に，複数の不適切な無菌操作を観察した。例えば，バイアルの無菌充填中に操作者は，制限アクセスバリアシステム（RABS）(b)(4) を通過して，ストッパーが入ったボウル内の露出した滅菌ストッパーを乗り越えて詰まったストッパーを除去した。RABS(b)(4) を通してのストッパーボウル上のラミナーフローを妨げ，微生物汚染のリスクを生じた。オペレータが詰まったストッパーを取り除いた

原文	意訳
microbial contamination. After the operator removed the jammed stopper, the filling line was restarted, but the affected stoppers were not cleared.	後，充填ラインは再開されたが，影響を受けたストッパーは取り除かれなかった。

　バイアルの無菌充填中に作業者が，ISO 5区域に介入して作業したが，作業の影響調査も行われなかった。それ以上に，このような無菌操作で避けるべき作業が行われている状況に，FDAは懸念を示した。

【製造所へ手交された#483】

原文	意訳
Observation #2 Procedures designed to prevent microbiological contamination of drug products purporting to be sterile are not established and followed. During set-up and filling batch 17B4C11 of CTP-13 on May 2017. 1. An operator was observed to perform an intervention during filling to remove a jammed stopper by reaching over the exposed stoppers in the stopper（B）（4）with the Restrictive Access Barrier system（RABS）（b）（4） 2. During set-up, the operators were observed to reach over exposed sterile surface including the stopper（B）（4）and the chutes of the stopper（B）（4）with their hands and arms. 3. The（B）（4）to the RABS was left open unnecessarily while operators obtained new wipes for sanitization at the（B）（4）of	観察事項2 無菌医薬品に対して微生物汚染を防ぐように設計された手順は確立されておらず，また従っていない。 2017年5月のCTP-13のセットアップおよび充填バッチ17B4C11について。 1. あるオペレータが，無菌環境保全のためシステム（RABS）（b）（4）内で，蓋（封印）ストッパー（B）（4）工程で，システム内に手を伸ばして詰まったストッパーを取り除くことが観察された。 2. セットアップ中に，オペレータはストッパー（B）（4）とストッパー（B）（4）の供給シュートを含む滅菌済みのストッパーの上に手，腕を伸ばしているのが観察された。 3. オペレータが機器セットアップの（B）（4）で消毒のために新しい拭き取り冶具を取りに行く間，RABS（B）（4）は不必要に開いたままにされた。

原文	意訳
equipment set-up. 4. The quality unit dose not provide oversight of aseptic production operations that occur during（B）（4）.	4. 品質部門は（B）（4）の充填に発生する無菌製造作業の監視をしていなかった。

　査察官は，無菌操作区域における作業員の操作を観察した。その中で，初歩的な無菌操作では禁止されている，作業員の身体のISO 5区域への介入，無菌処理された冶具の上を腕が横切る，ISO 5であるRABSの不用意な開放などがみられた。さらに，このような好ましくない操作後に，リスク評価なく，充填作業が継続された。そして驚くことに作業をモニターする担当者がいなかった。本来，基本操作を見直してFDAに報告する観察事項に過ぎなかったはずである。

【FDAに提出されたCAPA計画への評価】

原文	意訳
In your response, you included revised aseptic technique procedures for set-up and filling. However, your response was inadequate because you did not perform a retrospective investigation and thorough risk assessment of the effect on your product. In addition, your revised procedure FF21024 permits contamination of product-contact surfaces during set-up, followed by wiping with a disinfectant, instead of preventing sterile equipment contamination by improved design and procedures.	貴社の回答に，セットアップと充填のための無菌技術手順の改訂が含まれた。ただし，回顧的調査および製品への影響の徹底的なリスク評価を実行していないため，対応は不十分である。さらに，装置の交叉汚染を防ぐために設計と手順を改善する代わりに，改訂された手順FF21024は，始動準備中に消毒剤で拭くことで製品接触面を汚染してしまう。

　#483への回答として，初歩的な好ましくない操作は，手順書の改訂として報告されたようである。しかし，査察官が無菌医薬品製造で懸念していた交叉汚染のリスクに関して，最大限に拡大してのリスク調査は報告されていない。さらに，交叉汚染を防ぐことを簡単に済ませようと，装置の準備の段階で装置表面を殺菌剤で拭くことを手順の改訂の中身とした。これは短絡的で，殺菌剤の使用が新たな交叉汚染源になる可能性があることを考慮していない。これらの不十分さが

11. 無菌性保証の不備

Warning Letterの発出につながった。

【FDAが期待していたCAPAの内容】

原文	意訳
In response to this letter, provide: • Your plan to assure appropriate aseptic practices and cleanroom behavior during production. Include specific steps to ensure routine supervisory oversight for all production batches. Also describe the frequency of quality assurance oversight (e.g., audit) during aseptic processing and other operations. • A thorough risk assessment that evaluates how poor aseptic technique and cleanroom behavior such as that observed during the inspection may have affected quality and sterility of your drugs. • A corrective action and preventive action (CAPA) plan to fully remediate any contamination hazards to sterile product contact surfaces during set-up, including improved equipment design and procedures. • A standard operating procedure (SOP) that requires routine sterilization of your RABS (b) (4) and specifies maximum use time. • Comprehensive identification of all contamination hazards with respect to your aseptic processes, equipment, and facilities. Provide an independent risk assessment that covers, among other things, all human interactions with the ISO 5 area, equipment placement and ergonomics, air quality in the	このWarning Letterへの回答として，以下を提出すること。 • 生産中の適切な無菌操作とクリーンルームの行動を保証するための計画。すべての製造バッチについて日常的な監督を確実にするための具体的な手順を含めること。無菌処理やその他の作業中の品質保証の監視（監査等）の頻度についても説明すること。 • 査察中に観察されたような無菌操作やクリーンルームの動作の悪さが，医薬品の品質や無菌性にどのように影響しているかを評価する徹底的なリスク評価。 • 是正措置および予防措置（CAPA）計画は，設備設計および手順の改善を含む，セットアップ中の滅菌製品接触面への汚染の危険性を完全に修正することを計画すること。 • RABS（b）（4）の日常的な滅菌を必要とし，最大使用時間を規定している標準操作手順書（SOP）。 • 無菌プロセス，機器，および施設に関するすべての汚染の危険性の包括的な特定。ISO 5エリアとのすべての人間の相互作用，機器の配置とエルゴノミクス，ISO 5エリアと周囲の部屋の清浄度，施設の配置，人員・材料の動線（例：RABS）を網羅する独立したリスク評価実施。

121

原文	意訳
ISO 5 area and surrounding room, facility layout, personnel flow, and material flow (e.g., RABS material transfers). • A CAPA plan, with timelines, to address the findings of the contamination hazards risk assessment. Describe how you will improve aseptic processing operation design, control, and personnel qualification.	• 汚染ハザードリスクアセスメントの発見事項に対処するための，タイムライン付きのCAPA計画。無菌処理操作の設計，管理，および人事資格をどのように改善するかを説明すること。

　FDAは，無菌医薬品を高リスクに分類しているため，CAPAとして無菌操作の全体の見直し，未熟な操作，構造設備，設計の改善，リスク評価の拡大を要求している，さらに逸脱，汚染の可能性の検出，モニターの手法，方針も要求している。

12. 逸脱，苦情処理

12 逸脱，苦情処理

12.1 苦情調査を怠り回収に追い込まれた事例

苦情を適切に調査，改善していない，同様のことが繰り返される，さらにその影響が安全性・品質面に影響があるリスクと判断されると，FDAはWarning Letterを発出する。

厚みに異常があり，溶出試験結果が異なる錠剤に関して苦情が寄せられたが，調査を怠り，最終的には回収に追い込まれた例を紹介する。

Warning Letter 320-17-46　August 15, 2017

https://www.fda.gov/inspections-compliance-enforcement-and-criminal-investigations/warning-letters/hetero-labs-limited-unit-v-520359-08152017

【Warning Letterでの指摘事項】

原文	意訳
3. Your firm failed to establish adequate written responsibilities and procedures applicable to the quality control unit and to follow such written procedures (21 CFR 211.22 (d)). Your firm's procedures, QM001-04 Quality System Manual and CQA012-01 Product Recall, direct your firm to recall products that fail to meet specifications, but your quality control unit failed to follow your written procedures regarding the recall of failing products. For example, on July 8, 2016, you received a complaint that one tablet in a bottle of 5 mg finasteride tablets, lot FIN16002, was approximately double the thickness of the others. You confirmed the defect after	3. 貴社は，品質管理部門に適用される責任と手順を文書化すること，その手順に従うことを怠った (21 CFR 211.22 (d))。 貴社の手順，QM001-04品質システムマニュアルおよびCQA012-01製品回収では，貴社が規格に不適合の製品を回収するように指示しているが，貴社の品質管理部門は手順に従っての不適合製品の回収を怠った。 例えば，2016年7月8日に，5mgのフィナステリド錠のボトル1本に含まれる1錠のロットFIN16002が，他の錠剤の厚さの約2倍であるという苦情を受けた。2016年7月27日に苦情のサンプルを受け取った後に不適合を確認したが，2016年12月23日まで，欠陥製品

123

第2章　FDAが求める適切なCAPAの考察〜#483からWarning Letter発出までの経過を読み解く

原文	意訳
receiving the complaint sample on July 27, 2016, but did not initiate a product recall as directed by your own procedures until December 23, 2016. This was nearly a week after our investigators pointed out your failure to take an action as directed by your own procedures regarding recalls of defective products.	の回収に関する手順どおりには，製品の回収を開始しなかった。 不適合品の回収に関して査察官が，自らの手順に従って処置を講じなかったと指摘してから約1週間が経過している。

　査察された製造所は，錠剤の力価の異常を苦情として入手した。この製造所の手順では，苦情が規格への不適合であることが判明した場合，回収に着手すると定められているにもかかわらず，品質部門は，この苦情に基づく回収の開始を遅らせた。このことは，患者へのリスクを高めたとFDAは判断した。査察官が観察した例に限らず，多くの苦情で，品質異常が報告されても，回収されずに患者がリスクに曝されていると判断したと推察される。

【製造所へ手交された#483】

原文	意訳
OBSERVATION 3 Written record of investigation of a drug complaint do not include the findings of the investigation and the follow-up. (a) Your firm received a complaint (MCU16-010 product (B) (4) tablets (B) (4) mg lot (B) (4) for "One tablet in bottle was twice the thickness of all other and it has same markings and color as the other tablets." Your firm then conducted an investigation identifying "the possibility to generate the higher thickness and higher weight tablets is (B) (4) at the (B) (4) stage," The sample subject to the complaint was received form the consumer and your (B)	観察事項3 苦情の調査記録には，調査結果と追跡調査がない。 (a) 貴社は「瓶の中の1つの錠剤の厚みが他の錠剤の2倍であり，他の錠剤と同じマーキングと色を示していた」という苦情を受けた。 「厚みのある重い錠剤を製造する可能性は (B) (4) の段階では (B) (4) である」との調査を行った。消費者から苦情の対象となるサンプルを受け取り，サンプルを測定することによってこの重量不一致が文書化，記録または調査されていな

124

原文	意訳
(4) confirmed this weight disparity by measuring a Consumer complaints are not documented, record or investigated. (1) The following product quality complaints were not investigated, documented or otherwise handled: Note; in some cases your firm indicated further follow-up was needed to ascertain the batch numbers of drug product subject to the complaint. Your firm has failed to define the required attempts to contact the patient in cases of product quality issues (SOP PV00l-01 only speaks to adverse events). On 12/13/2016, your firm's Quality Manager and Assistant Manager of QA confirmed that your firm had not investigated and was not aware of the aforementioned complaints. The complaints were handled by Clinical Development and Medical Affairs (CDMA), a site not registered with the Agency, who neglected the associated product quality aspect of these complaints. Your firm failed to investigate additional complaints (b) Complaints are received by (B) (4). (B) (4) then provides the respective complaints to either/both the pharmacovigilance (CDMA) and ●● Unit-V. However, there was a discrepancy between the number of complaint (strictly product quality) received by ●● Unit-V weight of (B) (4) mg versus	いことを確認した。 (1) 以下の製品品質の苦情は調査，文書化，その他の方法で取り扱われなかった。 注；場合によっては，苦情の対象となっている医薬品のロット番号を確認するために，さらなる追跡調査が必要な場合もある。貴社は製品品質の問題の場合に患者に連絡することの要求項を定義していない（SOP PV00l-01は有害事象に対してのみ問い合わせると定義）。 2016年12月13日に，貴社の品質管理担当者とQAのアシスタント管理者は，貴社が調査を実施せず，前述の苦情を認識していないことを確認した。苦情は，これらの苦情に関連した製品品質の側面を無視していた。FDAに登録されていないサイトであるClinical Development and Medical Affairs（CDMA）によって処理された。貴社は追加の苦情の調査をしなかった。 (b) (B) (4) は苦情を受理した。(B) (4) はその後，ファーマコビジランス（CDMA）および●● Unit-Vのいずれかまたは両方にそれぞれの苦情を連絡する。しかし，●● Unit-Vで受け取った苦情の数（厳密には製品品質）が(B) (4) mgであるのに対し，最大スペック(B) (4)

原文	意訳
a maximum specification of (B) (4) mg (approximately 170% of specification). Various parameter had been altered between (B) (4) of batch subject to the complaint and the previous batch of the same products, such as (B) (4) was (B) (4) from (B) (4) to (B) (4) among other adjustments. Your firm's Investigation then concludes. If the patient consume the higher thickness/weight (double the thickness) by inadvertently no impact on the patient health and safety." As a part of preventative and corrective action, your firm failed to remove the defective product from the market or otherwise ensure patients would not receive thick tablets. (B) (4) tablets (B) (4) mg Lot (B) (4) was provided to the US market	mg（スペックの約170%）の間に矛盾があった。(B)(4)は，他の調整の中でも特に(B)(4)から(B)(4)までの(B)(4)であるなど，苦情の対象となるバッチの(B)(4)と同じ製品の前のバッチの間でさまざまなパラメータが変更されていた。貴社の調査はそれでおわっている。誤って患者が厚さ／重さが規格外の錠剤を摂取した場合，「患者の健康と安全に影響を与えることはない」と結論づけた。CAPAの一環として，貴社は市場から不良品を取り除くこと，すなわち患者が規格外の錠剤を受け取らないような措置は行わなかった。

　査察官は，苦情に関連して多くの記録を確認したところ，品質に関する多数の苦情が観察された。これらは，医薬品の安全性にもかかわる苦情内容であるが，調査されずに放置されている苦情の件数もかなりの数に及んだものと思われる。この苦情に関しては，アメリカ国内からの情報も含まれている。また，回収開始が必要なものも含まれている。事実，査察官の指摘で回収が開始されている。

【FDAに提出されたCAPA計画への評価】

原文	意訳
Although you initiated a product recall in response to the discrepancy raised by our investigators, your response was inadequate because you did not explain why you failed to follow your own Quality System Manual and product recall procedure with respect to this product defect in the first instance.	貴社はFDA査察官によって不適を指摘されて初めて製品回収を始めたが，貴社が最初にこの製品欠陥に関して，自身の品質システムマニュアルと製品回収手順に従わなかった理由を説明しなかったため，貴社の回答は不適切である。

　製造所は，品質の苦情と，回収開始の手順不履行の理由，およびその根本的原因を回答していない。手順不履行の可能性が残ったままの状況であった。

【FDAが期待していたCAPAの内容】

原文	意訳
In response to this letter, provide a list and summary explanation for all other instances in which product (s) distributed within the last five years failed to meet established specifications, but for which you failed to take actions prescribed by your Quality System Manual and recall procedure. Provide your planned corrective actions and preventive actions (CAPA) for each such instance and explain your CAPA for ensuring that you follow your own procedures regarding product quality and recalls.	このWarning Letterに対して，過去5年以内に出荷された医薬品で，決められた規格を満たしていない，かつ，品質システムマニュアル，回収の手順で規定されている手続きを行わなかったすべての事例のリストと要約説明を提供すること。そのような場合ごとに計画したCAPAを示し，製品品質および回収に関する独自の手順に確実に従うようにするCAPAについて説明すること。

　FDAは，#483への回答として，アメリカで流通している有効期限内の医薬品に対する入手済みの苦情を回顧的に評価，照査して，品質異常の苦情と回収開始の手順に該当する苦情がないかを，製造所が調査して報告することを期待していた。さらにその結果で，回収が開始されることも期待していた。

しかし，#483への回答としては査察官に指摘された範囲内での再評価・回収が行われたのみであった。このためFDAは，最初の期待以上の範囲の医薬品に関して，苦情の有無にかかわらず回顧的に調査を行うことを指示している。

このような場合は，#483に観察事項として記載された範囲を最大限に広げて調査を行ってFDAに報告することが必要である。手順と実際の作業に乖離があることは逸脱であるから，逸脱管理として記録，原因，根本原因調査を行い，そのCAPA案を作成してFDAに報告すべきである。

13 工程管理の不備

13.1 工程全体にかかわる事項

工程管理の不備とは，個別に違反項目が記載された後，総合的判断として，医薬品の製造管理ができていないことを示す項目である。

工程全体にリスクがある場合，個別の違反事項の対応ではリスクが減じ得ないような場合，下記の文言がWaring Letterに記載される。

原文	意訳
Process Controls Your firm does not have an adequate ongoing program for monitoring process control to ensure stable manufacturing operations and consistent drug quality. See FDA's guidance document, Process Validation	工程管理 貴社は，安定した製造と一貫した医薬品品質を確保するためにプロセス管理をモニターする適切な現行プログラムを有していない。 FDAのガイダンス文書，Process Validationを参照すること

13.2 インドの医薬品製造所へのWarning Letter

12.1で紹介した，苦情処理を怠った製造所の査察結果で，苦情の原因調査では，工程管理が不備であると判明した例を紹介する。

Warning Letter 320-17-46　August 15, 2017

https://www.fda.gov/ICECI/EnforcementActions/WarningLetters/2017/ucm573005.htm

【Warning Letterでの指摘事項】

原文	意訳
1. Your firm failed to thoroughly investigate any unexplained discrepancy or failure of a batch or any of its components to meet any of its specifications, whether or not the batch has already been distributed (21 CFR	1. 貴社は，バッチがすでに出荷されているかどうかにかかわらず，説明できない差異・逸脱またはバッチまたはそのコンポーネントのいずれかの規格不適合を徹底的に調査することを怠っ

原文	意訳
211.192）．	た（21 CFR 211.192）。
Your investigations into process deviations and out-of-specification (OOS) laboratory results are insufficient, and do not include scientifically-supported conclusions.	プロセス逸脱および規格外（OOS）の検査結果に対する調査は不十分であり，科学的に妥当な結論がなかった。
For example, you have acted as the contract manufacturer of (b) (4) mg (b) (4) tablets for multiple customers. In February 2016, you received a customer complaint that lot (b) (4) failed dissolution testing. During your investigation into this complaint, you noted that the (b) (4) used to manufacture lot (b) (4) was operating at up to (b) (4) % (b) (4), although its specification was not more than (NMT) (b) (4) % (b) (4). You also noted that the (b) (4) was recorded as "NMT (b) (4)," which does not indicate if the operating (b) (4) was maintained within the specification of (b) (4) ± (b) (4).	例えば，複数の顧客に対して（b）（4）mg（b）（4）錠剤の受託製造業務を行った。2016年2月に，ロット（b）（4）が溶出試験に不適という顧客からの苦情を受けた。この苦情の調査中に，ロット（b）（4）の製造に使用されていた（b）（4）は，（b）（4）%（b）（4）まで稼働していたが，規格は（b）（4）NMT（b）（4）以下であった。また（b）（4）が「NMT（b）（4）」として記録され，操作（b）（4）が（b）（4）±（b）（4）の規格内で維持されているかどうかを示すものではないとも気づいた。
Your March 2016 Market Complaint Investigation Report concluded, without scientific justification, that the (b) (4) and possible (b) (4) deviations during the (b) (4) process for this lot had no relationship to the dissolution test failure. Although the investigation also initially concluded that the failure could be a testing issue involving the use of (b) (4) μm filters, one of your customers found this explanation unacceptable. You subsequently acknowledged to another	2016年3月の苦情調査報告書は，科学的な根拠なしに，このロットに対する（b）（4）プロセス中の（b）（4）および（b）（4）逸脱は，溶出試験不適合とは無関係であると結論づけた。調査はまた最初に不適合が（b）（4）μmフィルターの使用を含むテスト問題であるかもしれないと結論を出したが，貴社の顧客の1人はこの説明は認められないと判断した。その後，不適合になった溶出結果の根本的な原因を特定できなかったことを他の顧客に認めた。最後に，2016年4月の苦情の調査の結論報告で，溶出の不適

原文	意訳
customer that you had not identified the root cause for the failing dissolution results. Finally, in your April 2016 Closure Report to Market Complaint Investigation, you indicated that the dissolution failure was due to the （b）（4）and（b）（4）process.	合は（b）（4）と（b）（4）のプロセスによるものであることを示した。

　受託製造を行っている製造所へのWarning Letterであるが，今回は受託した医薬品の品質（溶出性）が規格に適合していないと，複数の委託主から苦情が寄せられた。そのときの対応の記録をFDA査察官が照査し，観察事項として①対象のバッチが出荷されているか否かにかかわらず，逸脱，バッチ不適合，OOSに対して十分な調査がなされていなかった，②工程上の逸脱，OOSの結果の調査は不十分であり，科学的な結論が含まれていなかった，と指摘している。

　つまり苦情を含めた根本原因調査を十分に行わずに解決しようとするこの製造所の態度が垣間見えるため，FDAは今後も同様の品質異常を起こすであろうと判定したと思われる。また，この背景にあるこの製造所の企業風土等の問題にも起因している。

【製造所へ手交された#483】

原文	意訳
OBSERVATION 4 The written or copy of the record of an investigation of a complaint conducted in relation to any unexplained discrepancy is not maintained at the establishment where the investigation occurred. Consumer complaints are not documented, recorded or investigated.	観察事項4 説明されていない不一致に関連しての苦情の調査の記録の書面またはコピーが，発生・調査した施設に保管されていなかった。 消費者からの苦情は文書化，記録，調査されていない。

原文	意訳
(1) The following product quality complaints were not investigated, documented or otherwise handled:	(1) 以下の製品品質の苦情は調査，文書化，その他の方法で処理されていない。

原文（左列）

(1) The following product quality complaints were not investigated, documented or otherwise handled:

Date Received Product	Batch No.	Complaint Description
12-12-15		Lack of drug effect
11-29-15		Lack of drug effect
2-2-16		Product did no work
5-21-16	unknown	Medication is not working
9-11-16	unknown	Product shape issue
5-11-15	unknown	Lack of drug effect
10-31-16	unknown	Tablet in stool (Note: not an (B) (4))

Note: in some cases your firm indicated further follow-up was needed to ascertain the batch numbers of drug product subject to the complaint Your firm has failed to define the required attempts to contact the patient in cases of product quality issues {SOP PV001-01 only speaks to adverse events}.

On 12/132016, your firm's Quality Manager and Assistance Manager of QA confirmed that your firm had not investigated ad was not aware of the aforementioned complaints.

The complaints were handled by Clinical Development and Medical Affairs {CDMA}, a site not registered with the Agency, who neglected the associated product Quality aspects of these complaints.

Your firm failed to investigate additional complaints.

意訳（右列）

(1) 以下の製品品質の苦情は調査，文書化，その他の方法で処理されていない。

受領日	バッチ番号	クレーム内容
12-12-15		薬効の欠如
11-29-15		薬効の欠如
2-2-16		薬が効かない
5-21-16	不明	薬が効かない
9-11-16	不明	製品形状の問題
5-11-15	不明	薬効の欠如
10-31-16	不明	Tablet in stool (注：(B) (4) ではない)

注：あるケースでは，苦情の対象となっている医薬品のバッチ番号を確認するために，追加の追跡調査が必要な場合がある。貴社は製品品質の問題の場合に患者に連絡することが定義されていなかった（SOP PV001-01は有害事象に対してのみ連絡）。

2016年12月13日に，貴社の品質管理担当者とQAのアシスタント管理者は，貴社が調査しておらず，前述の苦情を認識していないことを確認した。苦情は，これらの苦情に関連する製品の品質の側面を無視した，FDAに登録されていないサイトにあるClinical Development and Medical Affairs（CDMA）によって処理された。貴社は追加の苦情の調査ができなかった。

(b) (B) (4) によって苦情が受理され，それからそれぞれの苦情がファーマコビジランスチーム（CDMA）および●●

原文	意訳
(b) Complaints ate received by (B) (4) then provides the respective complaints to either/both the pharmacovigilance team (CDMA) and ●● Unit-V, However, there was a discrepancy between the number of complaints (strictly product quality) received by ●● Unit-V when we inquired with ●● Unit-V. (B) (4) ' and CDMA. A discrepancy in complaint numbers presented throughout the inspection are indicated as follows: Source / Number of Complaints Indicated ●● Unit-V — 34 (B) (4) — 17 ●● CDMA — 26 Your firm could not reconcile the disparity of complaints received between your site, CDMA and (B) (4) X (marketing for the US market) ,	Unit-Vのいずれか／両方に提供される。ただし，●● Unit-Vに問い合わせたときに，●● Unit-V，(B) (4) とCDMAが受け取った苦情の数（厳密には製品品質）に差異があった。査察中に示された苦情番号の不一致は以下のとおり。 発生した苦情の発生元 — 苦情数 ●● Unit-V — 34 (B) (4) — 17 ●● CDMA — 26 貴社は貴社のサイト，CDMAと (B) (4) X（米国市場へのマーケティング）の間で受けた苦情の不一致を解消できなかった。

　FDAの査察官は，苦情処理の手順を照査して，委託主からの苦情の連絡とそれに対応する調査報告書を突き合わせてみたが，一致しない苦情連絡が多く見つかった。さらに苦情処理の手順書においても，連絡すべき対象者を限定している。苦情の原因調査を怠ったうえに，品質部門責任者が知りながらも放置していた。さらにこの苦情は頻発しており，査察によって品質（溶出試験）に問題がある医薬品が市場（アメリカ）に出荷されていた可能性が明らかになった。

第2章　FDAが求める適切なCAPAの考察～♯483からWarning Letter発出までの経過を読み解く

【FDAに提出されたCAPA計画への評価】

原文	意訳
Your response states that lot (b) (4) was the only lot manufactured during a (b) (4) -lot manufacturing campaign that appeared to be affected by these processing issues. This response is inadequate because it does not provide sufficient justification for this conclusion, and fails to fully investigate the scope and root causes of the reported dissolution failure.	貴社の回答では，ロット (b) (4) は，これらの処理問題の影響を受けている (b) (4) ロット製造キャンペーン中に製造された唯一のロットであると述べている。この結論には十分な正当性が示されず，報告された溶出試験の失敗の範囲と根本的な原因を十分に調査することができないため，この回答は不適切である。

　♯483への回答で，溶出試験に問題のある医薬品の定義を狭くしようと試み，1ロットと報告しているが，広範囲の影響調査を行った後の結論ではないとFDAは判断した。また，1ロットと判断したときに必要な根本原因調査報告書を提出していない。あくまで表面的な調査，弁明で♯483に対応しようとする姿勢が認められる。

【FDAが期待していたCAPAの内容】

原文	意訳
In response to this letter, provide: • Updated dissolution testing of all (b) (4) lot retains, and a commitment to add extra lots of the (b) (4) mg tablet to your annual stability program. • Your detailed retrospective review of all complaint, manufacturing, and laboratory investigations associated with each product that you produce for the U.S. market, and all lots that are within expiry. • Your detailed retrospective review of the manufacturing process validation for each product that can be exported to the U.S,	このWarning Letterへの回答として，以下を提出すること。 • すべての (b) (4) ロットの溶出試験をやり直し，年間安定性プログラムに (b) (4) mg錠を追加することを約束すること。 • 米国市場向けに製造した各製品，および有効期限内のすべてのロットに関連するすべての苦情，製造，および品質試験室での調査に関する詳細な回顧的レビューを示すこと。 • (b) (4) を含む，米国に輸出する各製品の製造プロセス検証の詳細な回顧的

134

原文	意訳
including (b)(4), to ensure your manufacturing processes are capable of consistently yielding finished products that meet quality attributes and manufacturing requirements. For each process, identify sources of variability in your raw materials and manufacturing process, and indicate the steps you have implemented to reduce variability or mitigate its potential effects on the quality of your products. • Your plan to ensure that all future investigations are thorough, scientifically sound, and result in appropriate and effective CAPA.	レビュー。製造プロセスが品質属性と製造要件を満たす医薬品を安定して生産できることを保証すること。各プロセスについて，原材料および製造プロセスの変動の原因を特定し，変動を減らすため，または製品の品質に対する潜在的な影響を軽減するために実施した手順を示すこと。 • 今後のすべての調査が徹底的で科学的に健全であり，適切かつ効果的なCAPAが得られるようにするための計画。

　FDAは，Warning Letterで影響調査のやり直し，出荷済み製品の記録の再照査，さらに工程の見直しと製造記録のより回顧的な評価を要求している。

　このWarning Letterは，苦情処理から問題になったOOSの例ではあるが，この発端から，製造所全体のQMSが脆弱であるとFDAは判断したと考えられる。本来のGMP，CAPAでは，根本原因の究明とその根本原因を除くことを確実にするCAPA計画の立案能力が要求される。それは，日常の一つの苦情，OOS，逸脱をていねいに処理することで，再発防止ができる体制を作ることである。この製造所では，日常の活動がおろそかになっているため，総合的に"Process Controls"に欠陥があるとの，大枠でのWarning Letter項目が追加されたと推察される。

13.2 精製水管理に欠陥があるとされた
米国の液剤製造所へのWarning Letter

精製水の管理上の不備が指摘された、米国内にある液剤製造所へのWarning Letterの事例である。

Warning Letter CMS# 558815　March 28, 2019

https://www.fda.gov/inspections-compliance-enforcement-and-criminal-investigations/
warning-letters/rij-pharmaceutical-llc-558815-03282019

【Warning Letterでの指摘事項】

原文	意訳
1. Your firm failed to establish adequate written procedures for production and process control designed to assure that the drug products you manufacture have the identity, strength, quality, and purity they purport or are represented to possess, and your firm's quality control unit did not review and approve those procedures, including any changes(21 CFR 211.100(a)).	1. 貴社は，保持すると主張する医薬品の同一性，力価，品質および純度を確実に有するように設計された製造および工程管理のための適切な文書化された手順を確立できず，貴社の品質部門は，いかなる変更も含めて，これらの手順をレビューおよび承認しなかった（21CFR　211.100 (a)）。
Water System	水システム
You have not shown that your water system can consistently produce water suitable for drug manufacturing, and, at a minimum, meets the USP purified water monograph and appropriate microbial limits. You manufactured oral liquid drugs with water that exceeded microbiological action limits in multiple instances. In addition, upstream points in your water system also had excessive levels of bioburden.	貴社の水システムが一貫して製薬に適した水を精製できること，少なくともUSP精製水モノグラフの水質と適切な微生物の限界を満たしていることを示していない。貴社は，複数の例で微生物限度試験の規格を超えた水を用いて経口液剤を製造した。さらに，貴社の水系の上流工程でもバイオバーデンのレベルが高すぎた。
Water systems with a pattern of high microbial counts are indicative of a	微生物数が高い状態の水システムは，システム内の複数の地点でバイオフィルムの形成が起こる，基本設計に欠陥があることを示している。水システ

13. 工程管理の不備

原文	意訳
fundamentally flawed design that permits biofilm formation at one of more points in the system. High upstream bioburden counts within water systems can overwhelm the capability of downstream purification components. It is essential that you design your water system to ensure consistently high purity water that is suitable for its intended use. High bioburden or objectionable microbes in the water used as an ingredient in your drugs may pose significant risk to consumers.	ム内の上流工程のバイオバーデンの数が多いと，下流の浄化構成要素の能力が圧倒される可能性がある。 用途に適した，一定して高純度の水を精製・供給できるように水システムを設計することが不可欠である。貴社の医薬品に使われる水のバイオバーデンが高い，または好ましくない微生物は，患者の安全性に重大なリスクをもたらすかもしれない。

　このWarning Letterは，水システムを特定した例である。通常は，交叉汚染の可能性，汚染源が特定されないため，微生物による交叉汚染の対処ができていない，もしくは根本原因を調査していなかった等の文言でWarning Letterに記述される。この例は，特定のシステム（水システム）において汚染が確認され，このシステムを利用した精製水を用いて製造した医薬品に汚染が確認されたというWarning Letterになっている。しかし査察で観察され，#483として手交された水システムの系内汚染に関しては，根本的な改善を行うのでなく，簡単にシステムを改良しただけであったようである。さらに，小児用の液剤も製造しているため，改善したと称する水システムからの微生物汚染のリスクは減少していないと判断して，FDAはWarning Letterを発出した。

【FDAに提出されたCAPA計画への評価】

原文	意訳
In your response, you stated that you have improved your water system. You did not address findings of high microbial counts immediately after carbon treatment. You also did not address potentially pathogenic gram-negative bacteria, such as *Neisseria* sp.,	貴社の回答では，水システムを改善したと報告した。貴社の回答では，炭素処理直後の高い微生物数の調査結果に対処していなかった。また，*Neisseria* sp., *Pseudomonas* sp., *Burkholderia* sp.などの潜在的に病原性のグラム陰性菌につ

137

第2章　FDAが求める適切なCAPAの考察〜♯483からWarning Letter発出までの経過を読み解く

原文	意訳
Pseudomonas sp., and *Burkholderia* sp. that were identified downstream in your system, including at points-of-use. You did not provide an adequate ongoing microbial monitoring procedure that routinely tests water to ensure the system remains in a state of control. Weekly monitoring is insufficient given your extensive use of water in manufacturing operations and the indications of the products you produce, which include liquid drugs for children and infants	いても触れていない。それはユースポイントを含め，システムの下流工程で検出されたものである。水システムが管理された状態にあることを証明するための日常的微生物試験を含む微生物モニタリング手順を提供していなかった。小児や幼児向けの液剤を含む製造工程，製造指示書等広い工程での精製水を使用する貴社の状況では，週ごとに行う水システムの監視は不十分である。

　♯483に対応しての改善は，管路等の交換を単純に行うこととした計画である。FDAの改善計画の評価は①この製造所は微生物汚染の根本原因を調査していない，②病原性，好ましくない微生物が水質検査で検出されているにもかかわらずその原因調査・是正措置が報告されていない，③水質検査，微生物検査の頻度，管理レベルが妥当でない，として不十分と判断している。精製水の微生物汚染をリスクと認識していない傾向である。

【FDAが期待していたCAPAの内容】

原文	意訳
In response to this letter, provide the following. • A comprehensive, independent assessment of your water system design, control, and maintenance. • A comprehensive corrective action and preventive action (CAPA) plan to fully remediate design, control, and maintenance of your water system. Include detailed blueprints of your redesigned system. List all its components and materials of	このWarning Letterへの回答として，以下を提供すること。 • 水システムの設計，制御，およびメンテナンスに関する包括的で独立した評価。 • 水システムの設計，管理，およびメンテナンスを包括的に改善するためのCAPA計画。再設計されたシステムの詳細な青写真を含む。そのすべてのコンポーネントと構成材料の一覧表を作成すること。機器のどの部品を交換し

原文	意訳
construction. Describe which parts of the equipment were replaced, and state whether any components were retained from the old system. Also include the summary of improvements made to your program for ongoing control and maintenance. • Your purified water system validation report, conducted only after design, control, and maintenance improvements are implemented. • Appropriate total count limits for each stage to ensure this system produces water suitable for the intended uses of each of your products. Note that total count limits tighter than your current limits are appropriate, because your firm manufactures liquid products. Also include your water monitoring SOP, with increased microbial sampling frequencies at points-of-use.	たかを説明し，ならびに古いシステムの部品が残っていないかどうかを陳述すること。継続的な管理と保守のためにプログラムに加えられた改善の要約も含めること。 • 設計，管理，およびメンテナンスの改善が実施された後に実施される水システムバリデーション報告。 • このシステムが各製品の使用目的に適した水質の水を精製するように，各段階に適した微生物限度を設定すること。貴社は液体製品を製造しているので，貴社の現状の微生物限度よりも厳しい総微生物限度数が適切であることに注意すること。また，ユースポイントでの微生物試験用サンプリング頻度を増加させた，水質モニタリングSOPも含めること。

上記記載の後に，全体事項として「Process Controls」が記述されている。

　Warning Letterへの回答としては，まず水システムのリスク分析を行い，微生物汚染が医薬品に及ぼすリスクを評価する。そして，そのリスク評価に基づきクリティカルな工程と，微生物汚染の原因，根本原因を調査して特定し，その結果をリスク分析の報告書の付属文書にすることを求めている。さらには，水システムの設計，OQ,PQならびに精製水バリデーション，モニタリング結果を回顧的に照査して，問題点，リスクを評価することとしている。

14 バリデーション関連の不備

14.1 日本の製造所における分析法バリデーション不備によるWarning Letter

　査察時に，製造された製品，中間体の品質が安定しないことが観察されることが非常に多い。例として，品質に関する苦情，自己点検・製品の年次照査で品質試験の大きな変動，OOSの多発等に査察官が着目し，その原因として製造，分析法のバリデーションが行われていない，もしくは実施されたバリデーションから年月か経過しており陳腐化しているといった指摘が見出される。

　以下に，日本国内の製造所で，データインテグリティの不備と分析バリデーションの不備が観察されたWarning Letterで，バリデーションの例を示す。

Warning Letter 320-17-04　November 8, 2016

http://www.fda.gov/ICECI/EnforcementActions/WarningLetters/2016/ucm528590.htm

【Warning Letterでの指摘事項】

原文	意訳
3. Failure to ensure that your analytical methods used to test API are appropriately validated and verified. Our investigator found that your microbiological test methods were not adequately verified and that stability test methods were inadequately validated. For example: a. (b)(4) of your nonsterile API are intended for use in the manufacture of sterile finished dosage forms for U.S. distribution. You did not appropriately verify your test methods for total aerobic microbial count and total combined yeasts and molds. Specifically, you did not show that these methods are capable of	3. 原薬の品質試験に使用された分析方法が適切にバリデーションおよびベリフィケーションされていることを確実にすることを怠った。査察官は貴社の微生物学的試験方法が十分にベリフィケーションされていないこと，そして安定性試験方法が適切にはバリデーションされていないことを観察した。例えば： a. 貴社の非滅菌原薬の(b)(4)は米国で，無菌医薬品の製造に使用することを目的にしている。貴社は，総好気性微生物数と酵母とカビの微生物試験方法を適切にバリデートしていなかった。具体的には，これらの試験法は原薬の存在下で微生物の添加回収（も

14. バリデーション関連の不備

原文	意訳
recovering microorganisms in the presence of the API. b. You did not demonstrate that your stability test methods are capable of detecting and resolving degradants from the main component as well as other (b) (4) components. Specifically, you did not perform forced degradation studies for the related substance test methods for (b) (4), (b) (4), and (b) (4).	しくは生存確認）試験を行っていない。 b. 貴社の安定性試験方法が他の (b) (4) 成分と同様に主成分からの分解物を検出し，そして解明する能力を証明できなかった。具体的には，(b) (4)，(b) (4)，(b) (4) の関連物質試験法については強制劣化試験を実施していない。

　品質試験の一部（微生物試験法）のバリデーションが行われていない。特に微生物の添加回収試験での原薬の影響を評価しておらず，保存安定性試験では保存・製造中の潜在的な不純物を検出するための強制劣化試験が行われていない。これは，医薬品の品質にかかわる評価が十分でなく，患者の健康に影響を及ぼしかねない事項であり，FDAが重要視している安全性関連の観察事項であったため，不完全なCAPA案と判断され，特に査察官の観察事項の重要性を認識せず，迅速な是正が見られないことから，Warning Letterの発出となったと推測される。

【製造所へ手交された#483】

原文	意訳
OBSERVATION #7 Failure to establish scientifically sound and appropriate test procedures. 1. The impurity methods used for stability testing of APIs for US market have not been shown to stability indicating. For example, (B) (4), (B) (4), and (B) (4). No forced degradation studies have been conducted. 2. Total aerobic count and yeast and mold test	観察事項7 科学的で適切な試験手順の確立を怠った。 1. 米国市場向けの原薬の安定性試験に使用される不純物分析法は，安定性の指標を示していない。例えば，(B) (4)，(B) (4)，および (B) (4) である。強制劣化試験は実施されていない。 2. 米国市場向けに製造した原薬について行われた総好気性微生物菌数，酵

141

原文	意訳
performed on the finished APIs for the US market have not been validated. 3. Manual integration is commonly used by analysts processing data from the Chromeleon software. There are no procedures to describe when manual integration is permitted, how to perform it, or how it will be reviewed. 4. Only, hard copy chromatograms are printed for review. The printed chromatograms do not allow for adequate.	母およびカビの分析法はバリデートされていない。 3. 手動の統合は, Chromeleonソフトウェアからのデータを処理する分析者が一般的に使用している。手動での統合が許可される時期, 実行方法, またはレビュー方法について説明する手順がない。 4. ハードコピーされたクロマトグラムのみが照査のために印刷されている。印刷されたクロマトグラムだけでは十分ではない。

　査察時に微生物試験の欠陥, 保存安定性のガイドラインより乖離していることを, 淡々と指摘している。査察された製造所は, 最小限の分析法のバリデーション, 安定性の指標の研究で日常の業務を行ってきたと思われるため, 当座の是正として, #483の観察事項の対策としての微生物試験の再バリデーションの実施, 保存安定性, 強制劣化試験実施の約束を回答した。

【FDAに提出されたCAPA計画への評価】

原文	意訳
We acknowledge that you have committed to verifying and validating your test methods, but you did not include a plan to evaluate API within expiry that were distributed to the United States.	FDAは品質試験法をベリファイしてバリデートすることを約束したことを評価する。しかし貴社は米国に出荷された有効期限内の原薬を評価する計画を含めていなかった。

　しかし, FDAはこのCAPA案を不十分とした。その背景には, この観察事項がすでにアメリカ国内に出荷された医薬品にも関係し, その安全性にかかわる評価が十分でなく, 患者の健康に影響を及ぼしかねないと判断したためである。

　FDAが常に懸念するのは, すでにアメリカ国内に出荷された医薬品に対しても査察で観察された懸念が及ぶことであり, 求めるCAPAには, 出荷された医薬品への観察事項の影響評価を行

うことを必ず含める必要がある。つまり，リスク評価をして，患者への安全性の影響がないことの証明が求められる。

14.2 米国製薬企業におけるプロセスバリデーション不備によるWarning Letter

　同じように，プロセスバリデーションが不十分な観察事項が査察中に見出された事例である。液剤を製造するアメリカの製薬企業で，FDAの査察では多くのre-processが行われていることが観察された。深く試験記録を見直すと，かなりの数に及ぶバッチのre-processing，手直しが行われており，製品に関するプロセスバリデーションが，特に混合工程に関して実施されていなかった。#483への回答，CAPAが不適当であったため，Warning Letterの発出となった。

Warning Letter CMS# 558815　March 28, 2019

https://www.fda.gov/inspections-compliance-enforcement-and-criminal-investigations/warning-letters/rij-pharmaceutical-llc-558815-03282019

【Warning Letterでの指摘事項】

原文	意訳
Process Controls You have not conducted process validation studies for the mixing of your drug products. You manufactured super-potent batches that needed to be reworked or reprocessed due to high variability in your mixing process. For example:	工程管理 混合工程のプロセスバリデーションを行っていない。貴社は，貴社の混合プロセスの高い変動性のために手直しや再加工が必要な超高力価のバッチを製造した。例えば

Product	Active ingredient	Cause (per Firm)	Corrective Action
Acetaminophen elixir	(b) (4) %	Inadequate mixing time	Added additional mixing time and released
Pseudoephedrine liquid	(b) (4) %	Inaccurate measurement method of dispensed water	Added water and released

製品名	含量	原因（製造所の評価）	是正措置
アセトフェノンエリキシル剤	(b)(4)%	混合時間不足	追加混合後出荷判定
プソイドエフェドリン液剤	(b)(4)%	水中分散測定法の不備	水分を増量後，出荷判定

原文	意訳
Your firm manufactures products such as a pediatric acetaminophen elixir that can cause serious adverse effects if significantly super-potent.	貴社は小児用アセトアミノフェンエリキシルなどの製品を製造している。

第2章　FDAが求める適切なCAPAの考察～#483からWarning Letter発出までの経過を読み解く

　査察中に，数多くのre-processing，手直しが行われている記録を照査した。中間体の品質試験を行ったところ，含量が異常に高い（規格の2倍にも及ぶ）結果が報告された。その結果re-processing，手直しが行われていた。査察官は，さらに混合工程に関して，プロセスバリデーションが行われていないことを観察した。ただし，この製造所は小児用の医薬品を製造している。小児患者は成人患者に比べ，混合工程において原薬の不均一により，力価が大きく変動することが脅威になることから，Warning Letterの発出になったと予想される。

【FDAに提出されたCAPA 計画への評価】

原文	意訳
In your response, you said you plan to validate the mixing processes for your manufacturing operations. Your response was inadequate because you failed to provide a detailed process performance qualification protocol and a program for ensuring maintenance of a validated process throughout the product lifecycle. Process validation evaluates the soundness of design and state of control of a process throughout its lifecycle. Each significant stage of a manufacturing process must be designed appropriately and assure the quality of raw material inputs, in-process materials, and finished drugs. Process qualification studies determine whether an initial state of control has been established. Successful process qualification studies are necessary before commercial distribution. Thereafter, ongoing vigilant oversight of process performance and product quality is necessary to ensure you maintain a stable manufacturing operation throughout the product lifecycle.	貴社の回答では，貴社は製造工程（混合プロセス）をバリデーションすることを計画していると述べた。詳細なPPQプロトコールと，製品ライフサイクル全体を通じてバリデーション済みプロセスを確実に維持するためのプログラムを提供できなかったことで，回答は不適切である。プロセスバリデーションでは，ライフサイクル全体をとおして，プロセス設計の健全性と管理状態を評価する。製造工程の重要な各段階は適切に設計され，投入される原材料，中間体，および完成品の品質を保証する必要がある。PPQは，初期製造管理状態が確立されているかどうかを判断する。流通の前に，PPQは合格せねばならない。その後は，製品のライフサイクル全体をとおして安定した製造作業を維持・保証するために，プロセスのパフォーマンスと製品の品質についての継続的な警戒心を持って監視が必要である。

144

14. バリデーション関連の不備

　製造工程のバリデーションが行われていないとの#483の観察事項に関して，この製造所は単なる言葉として"製造工程（混合プロセス）をバリデーションする"と回答している。#483への回答として，"計画"の表明だけではFDAを納得させることはできない。このWarning Letterの言葉を借りれば，"詳細なPPQプロトコールと，製品ライフサイクル全体を通じてバリデーション済みプロセスを確実に維持するためのプログラムを提供できなかったことで，回答は不適切"となり，GMPの基本である品質の均一性を保証するのは，一工程の欠陥，さらにその是正では済まないことが示されている。品質は総合的につくり出されることは，GMPの基本であり，初期の開発段階での確認から，上市後の生産の継続をとおして常時一定であることを維持するため，常に観察せねばならないことをこの製造所に諭している。

【FDAが期待していたCAPAの内容】

原文	意訳
In response to this letter, provide a validation plan for ensuring a state of control throughout the product lifecycle. Include a timeline for performing appropriate process performance qualification (PPQ) for each of your drug products. Describe your program for monitoring batch-to-batch variation to ensure an ongoing state of control. Also include your process performance protocol (s) and your written procedures for qualification of equipment and facilities.	このWarning Letterに対して，製品ライフサイクル全体にわたって管理の状態を確実にするためのバリデーション計画を提供すること。各医薬品に対して適切なPPQを実行するためのスケジュールを含む。継続的な管理状態を確保するためにバッチ間の変動をモニターするためのプログラムを説明すること。また，機器および施設の適格性およびPPQプロトコール，手順書も含めること。

　FDAとしては，この製造所の工程管理，品質管理が，"刹那的"と判断している。医薬品の製造に関しては，ライフサイクルすべての工程・過程を管理することが求められている。少なくとも，この事例に関してのCAPAには，製薬企業としての長期的，総合的な観点でのマスタープランが要求される。そして，さらにそのマスタープランに即して，品質，工程を監視する手段，適合のクライテリア，再検証の間隔を具体的に立案することが求められる。そのためにバリデーション，自己点検，品質の年次照査，リスク評価等の総合的な手順・基準書の見直しが求められる。

145

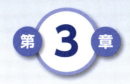

GDPに関連する Warning Letterの例
～Drug Supply Chain Security Act (DSCSA)

　本章では，第2章同様にWarning Letterの事例と#483からの経過を見ていくが，GDP（流通）関連の指摘例であるという特異的な例を扱うため，章として独立させて解説していく。

米国のヘルスケア企業へのWarning Letter

1.1 Warning Letterが発出された背景

　2019年2月に，FDAはアメリカ大手のヘルスケア関連の流通会社に7ページに及ぶWarning Letterを発出した。このWarning Letterの元になる#483（2018年6月25〜29日，2018年7月2〜3日の査察）は2サイトを合わせて3ページであった。

　今回のWarning Letterの発出元は，便宜上カルフォルニアのFDA支部であるが，問い合わせ先に明記されているように，CDERではなくFDAの法務部門である。またFDAのWarning Letter公開ページでの発行元の分類が"Office of Regulatory Affairs"になっている。このことは，CFR21の枠を超えて，査察で観察された違反は犯罪としての意味合いを持っていることを示唆しているように考えられる。

　また，Warning Letterの対象として個別のサイトを指すのでなく，会社全体のシステムに欠陥があるとFDAが判断したことも特異的である。

　筆者は，アメリカ国内で初めてFDAがGDP関連のWarning Letterを出したことの背景として，流通過程での医薬品の流出，改ざん，所在不明の医薬品が社会問題になっていることに着目した。また，2018年12月に本邦でもGDPガイドライン発出されたこともあり，GDPの監査・査察に対しての参考になると考えている。

1.2 #483〜Warning Letter発出までの経過

　米国最大の医薬品販売代理店の1つであるMcKesson Corporation（MK）社は，1833年に設立されたサンフランシスコをベースとする企業で，アメリカで歴史のある大手ヘルスケア関連企業の一つである。

　ヘルスケアといっても製薬企業ではなく，全米最大の調剤薬局チェーンを運営しており，アメリカで処方される医薬品のうち大きなシェアをもっている。また調剤薬局チェーンだけでなく，医療機関向けに包帯，温度計，手術用品等を納品する流通機能を提供している。全米に38カ所の巨大なdistribution centerを保有し，カナダにも拠点を持っている。

　Warning Letter発出の発端は，2018年6月25日から7月3日の期間，MK社のサンフランシスコ本社への査察，および6月26日から29日のMK社オレゴン州の流通センターへの査察であるが，それ以前の2017年1月にはCSA法令違反での判決が2018年7月に言い渡されていた。最終的に，MK社は1億5000万ドルを支払うことで，司法取引に応じている。

官報に下記の公告が出されている。

Justice News

Department of Justice Office of Public Affairs Tuesday, January 17, 2017

https://www.justice.gov/opa/pr/mckesson-agrees-pay-record-150-million-settlement-failure-report-suspicious-orders

原文	意訳
McKesson Corporation (McKesson), one of the nation's largest distributors of pharmaceutical drugs, agreed to pay a record $150 million civil penalty for alleged violations of the Controlled Substances Act (CSA), the Justice Department announced today.	米国最大の医薬品販売代理店の1つであるMcKesson Corporation (MK) は, 規制物質法 (CSA) 違反の疑いで記録的に1億5000万ドルの民事罰金を支払うことに合意したと司法省は発表した。
The nationwide settlement requires McKesson to suspend sales of controlled substances from distribution centers in Colorado, Ohio, Michigan and Florida for multiple years. The staged suspensions are among the most severe sanctions ever agreed to by a Drug Enforcement Administration (DEA) registered distributor. The settlement also imposes new and enhanced compliance obligations on McKesson's distribution system. In 2008, McKesson agreed to a $13.25 million civil penalty and administrative agreement for similar violations. In this case, the government alleged again that McKesson failed to design and implement an effective system to detect and report "suspicious orders" for controlled substances distributed to its independent and small chain pharmacy customers – i.e., orders that are unusual in their frequency, size, or other patterns. From	全国規模の和解では, MK社は, コロラド州, オハイオ州, ミシガン州, およびフロリダ州の物流センターからの規制物質の販売を複数年にわたって一時停止する必要がある。段階的な停止は, これまでに薬物取締局 (DEA) に登録された販売業者によって合意された最も厳しい制裁の1つである。この和解はまた, MK社の流通システムに新たな強化されたコンプライアンス義務を課している。2008年にMK社は, 同様の違反に対する1,325万ドルの民事罰および行政協定を結ぶことに同意した。この場合政府はまた, MK社が, 独立系の小規模チェーン薬局 (例えば, 発注の間隔, 量が一定でない, もしくはその他のパターン) の顧客に流通される規制物質の「疑わしい注文」を検出して報告するための効果的なシステムの設計と実施を怠ったと訴追した。2008年から2013年まで, MKはさまざまな米国の薬局に, 現在のオピオ

原文	意訳
2008 until 2013, McKesson supplied various U.S. pharmacies an increasing amount of oxycodone and hydrocodone pills, frequently misused products that are part of the current opioid epidemic.	イド乱用の一部である誤用されがちな製品のオキシコドンとヒドロコドンの錠剤を供給した。

　MK社は2017年1月に，米国麻薬取締局（DEA）との間でADMINISTRATIVE MEMORANDUM OF AGREEMENTを，連邦地裁の判決を受けて締結している。さらに，この契約を守るための実施計画としてCompliance Addendum（"Addendum"）to the Memorandum of Agreement（MOA）も交わしている。そしてObligations of McKessonの項にて，CSAの遵守を宣言している。

ADMINISTRATIVE MEMORANDUM OF AGREEMENT

https://www.justice.gov/opa/press-release/file/928476/download

原文	意訳
McKesson agrees to maintain a compliance program intended to detect and prevent diversion of controlled substances as required under the CSA and applicable implementing regulations. McKesson acknowledges and agrees that the obligations undertaken in this Agreement and the Compliance Addendum are designed, in part, to meet its obligations under the CSA and its implementing regulations.	MK社は，CSAおよび該当する施行規則の下で要求されている管理対象物質の流用を防止すること，および察知することを目的としたコンプライアンスプログラムを維持することに同意する。 MK社は，本契約およびコンプライアンス追加事項に含まれる義務を，CSAおよびその実施規則に基づく義務を満たすように設計されていることを認識し，これに同意する。

　しかし，MK社は，CSAの遵守，特にオピオイド系医薬品の流用，紛失の調査報告を怠ったことで，FDAの査察とWarning Letterの発出を受けることになった。

1. 米国のヘルスケア企業へのWarning Letter

【手交された#483】

原文	意訳
OBSERVATION 1 The systems in place to enable compliance with the requirements of Food Drug and Cosmetic Act Section 582 (c) are deficient: a. to identify all illegitimate product subject a notification from trading partner, upon receipt of that notification, that is in the possession or control firm subsequently received by the firm. b. to quarantine suspect or illegitimate product upon receipt of notification. Specifically, Per your policy titled, "DC Security Policy Regarding Suspect and Illegitimate Drugs" Revision 1.9 Effective Date 10/01/2015: a. Distribution center inventory is checked to verify if the product exists in facility on receipt of a suspect or illegitimate notification. Your firm did not demonstrate that "shelf-checks" were performed for these products after notification. b. Suspect product must be placed into quarantine and not processed further until suspicion is cleared or confirmed. There no documentation demonstrating that your firm quarantined said products after receiving notification during investigation.	観察事項1 食品医薬品化粧品法第582条（c）の要件への準拠を可能にするために整備されている以下のシステムは不十分である。 a. 通知を受け取ると，会社が受領した在庫品もしくは管理下にある医薬品と不正な製品を，取引相手からの通知に従って，識別を行うこと。 b. 通知を受け，疑わしい製品または不正な製品を隔離すること。 具体的には，「疑わしいおよび不正医薬品に関するDCセキュリティポリシー」という改訂1.9の発効日2015年10月1日の貴社のポリシーで： a. 物流センターの在庫は，疑わしいまたは不正医薬品に関する通知を受け取ったときに，不正な医薬品が施設内に存在するかどうかを確認するためのチェックをする。貴社は，通知後にこれらの製品に対して在庫確認が行われたことを証明していない。 b. 疑わしい製品は隔離され，疑いが解消されるか確認されるまで移動させないものとする。調査中に通知を受けた後に，貴社がこれらの製品を隔離したことを証明する文書はない。

151

原文	意訳
OBSERVATION 2 Failure to make a determination regarding product subject to an illegitimate product notification from a trading partner. Specifically, Your firm did not demonstrate compliance with the requirements of the FD&C Act Section 582 (c) (4) (B) to: a. quarantine such product b. take reasonable and appropriate steps to assist a trading partner to disposition such illegitimate product not in the possession or control of the firm c. retain a sample	観察事項2 取引相手からの不正医薬品の通知の対象となる商品に関する判定を怠った。 具体的には，貴社は，FD&C法第582条 (c) (4) (B) の以下の要件の遵守を証明していない。 a. そのような製品を隔離すること b. 取引相手が貴社の所有または管理下にない不正な製品を処分するのを支援するために，合理的かつ適切な措置をとること c. サンプルを保管すること
OBSERVATION 3 Systems and procedures to make notifications following determination of an illegitimate product are deficient in that they do not instruct notifications to all immediate trading partners, and sufficient tracing information is not retained to identify trading partners that received such product. Specifically, a. Your policy titled "DC Security Policy Regarding Suspect and Illegitimate Drugs" Revision 1.9 Effective Date 10/01/2015, does not require that all immediate trading partners the firm has reason to believe received illegitimate product be notified within 24 hours. b. Transaction data for prescription drug purchases from the firm show that lot/	観察事項3 不正医薬品の判定後に行う通知のシステムおよび手順は，すべての直接の取引先への通知の指示をしないという点で不十分であり，そのような商品を受け取った取引先を識別するための十分な追跡情報は保管されていなかった。 具体的には， a. 貴社のポリシー「疑いのあるおよび不正医薬品に関するDCセキュリティポリシー」改訂1.9発効日2015年10月1日は，会社がすべての直接の取引相手に，受け取った不正医薬品に関して24時間以内に通知することを保証するに足るものではない。 b. 会社からの処方薬購入の取引データは，ロット/バッチ番号が確認/保持されていない。そのため，24時間以

原文	意訳
batch numbers are not captured/retained ; as such the firm does not have sufficient processes in place to determine and notify, within 24 hours, all the immediate trading partners that the firm had reason to believe may have received illegitimate product.	内に，すべての直接の取引相手に，不正な商品を受け取った可能性があると判断し，通知するための十分なプロセスがない。

　これらの#483での観察事項3項目とも，MK社から各州の薬局に配送された製品が，内容物が異なっていた，数量が合致しなかった等の連絡を受けながら，MK社内で，連絡を共有化，調査しなかったことに端を発している。この背景には，アメリカ国内で麻薬様鎮痛剤の乱用や，不正な流通を防ぐために，FDA Opioids Action Planを発出して，製薬企業，流通企業にオピオイドの管理徹底を呼びかけていることがある（FDA Opioids Action Plan　2018年4月26日 https://www.fda.gov/drugs/information-drug-class/fda-opioids-action-plan）

　MK社は過去にもオピオイド管理の不備で法的処置を受けていた。また2017年1月に麻薬取締局（DEA）との合意文書にも署名している。その合意文書が守られていないことが，FDAの査察で明らかになった。

　この#483の特異点には，本来観察事項は具体的に書かれているが，具体的な記述はない点である。一方Warning Letterには，具体的に違反事項が書かれている。この#483での観察事項は，①不正と疑われる医薬品の取り扱い（識別，隔離）ができていない，②納入先から不正の疑いがある製品があることの連絡を受けながら対応しなかった，③不正が疑われる医薬品が発生した場合の連絡体制が整っていなかった，の3点である。

　以下，Warning Letterに記載された内容を紹介する。

Warning Letter CMS565854　February 7, 2019

https://www.fda.gov/inspections-compliance-enforcement-and-criminal-investigations/warning-letters/mckesson-corporation-headquarters-2719-565854-02072019

第3章　GDPに関連するWarning Letterの例～ Drug Supply Chain Security Act ("DSCSA")

【Warning Letterに記載された指摘事項の概要】

原文	意訳
FDA issued a Form FDA 483 to McKesson Corporation at its San Francisco corporate headquarters on July 3, 2018. FDA reviewed your firm's responses, dated July 25, 2018, September 25, 2018, and November 4, 2018. During FDA's inspection, FDA investigators observed that your firm failed to have systems in place to enable compliance with the verification requirements of section 582 (c) (4) of the FD&C Act. Specific violations include, but may not be limited to, the following:	FDAは，2018年7月3日にMKサンフランシスコ本社宛にForm FDA 483を発行した。FDAは，2018年7月25日，2018年9月25日，および2018年11月4日の貴社の回答を確認した。査察中，FDAの査察官は，貴社がFD&C法のセクション582 (c) (4) の確認要件を遵守するシステムの整備を怠ったことを確認した。具体的な違反には，次のようなものがあるが，これに限定されるわけではない。
1. Your firm failed to respond to illegitimate product notifications as required, which includes identifying all illegitimate product subject to such notifications in your possession or control and quarantining such product (section 582 (c) (4) (B) (iii)).	1. 貴社は，要求事項として違法な製品通報に応答することを怠った。これには，貴社が所有または管理しているそのような通知の対象となるすべての違法な製品を識別もしくは管理し，疑わしき医薬品を隔離することが含まれる（第582条 (c) (4) (B) (iii)）。
2. Your firm failed to quarantine and investigate suspect product (section 582 (c) (4) (A) (i)).	2. 貴社は疑わしい医薬品を隔離し，調査することを怠った（第582条 (c) (4) (A) (i)）。
3. Your firm failed to keep, for not less than 6 years, records of the investigation of suspect product and the disposition of illegitimate product (sections 582(c) (4) (A) (iii) and 582 (c) (4) (B) (v)). Failure to comply with any of the requirements under section 582 of the	3. 貴社は，疑わしい医薬品の調査および違法な製品の処分の記録を6年以上保存することを怠った（セクション582(c) (4) (A) (iii) および582(c) (4) (B) (v)）。 FD&C法のセクション582に基づく要件への準拠を怠ったことは，FD&C

原文	意訳
FD&C Act is a prohibited act under section 301 (t) of the FD&C Act (21 U.S.C. 331 (t)).	法のセクション301 (t) に基づく禁止された行為である (21 USC. 331 (t))。

　違反の例示として，本来#483に含まれるべき内容を，以下のようにWarning Letterに記載している点は特異である。

【Warning Letterに記載された指摘事項の詳細】

原文	意訳
Example 1: In September and October 2016, MK was notified by your pharmacy trading partner, Rite Aid, that three separate Rite Aid pharmacies received illegitimate product, which they reported had been distributed by MK. Initially, MK was notified by Rite Aid on September 1, 2016, that their pharmacy located in Milford, Michigan, received a bottle labeled as containing 100 tablets of oxycodone hydrochloride (National Drug Code (NDC) NDC 0406-8530) manufactured by Mallinckrodt. The seal of the bottle was broken, and the bottle contained no oxycodone hydrochloride. The bottle contained only 15 tablets, which were later determined to be naproxen. Rite Aid reported to MK that it had received this product through a transaction with MK. Mallinckrodt submitted an illegitimate product notification (via Form 3911) to FDA about this oxycodone hydrochloride, noting that "the tablets that were in the bottle were foreign tablets."	例1：2016年9月と10月にMK社は，顧客であるRite Aid薬局から，MK社から出荷された医薬品の中に3つ個別の不正な医薬品があったと報告を受け取った。まず最初に，2016年9月1日，MK社はミシガン州ミルフォードにあるRite Aid薬局から，Mallinckrodt製のオキシコドン塩酸塩 (薬品コード (NDC) 0406-8530) の100錠ボトルを受け取ったことを知らされた。ボトルのシールが破られ，ボトルにはオキシコドン塩酸塩が入っていなかった。このボトルにはたった15錠しか入っておらず，後でこの錠剤はナプロキセンであると判定された。Rite Aid薬局は，この医薬品ボトルはMK社の流通経路で受け取ったとMK社に報告した。Mallinckrodt社が，「ボトルの中に入っていた錠剤は異なる錠剤だった」との塩酸オキシコドンに関する違法な製品通知 (Form 3911による) をFDAへ連絡した。ミシガン州ウォーターフォードにあるRite Aid薬局も不正な医薬品を受け取ってお

原文	意訳
Rite Aid's pharmacy located in Waterford, Michigan, also received illegitimate product, which they reported had been distributed by MK. The pharmacy received one bottle, also labeled as containing 100 tablets of oxycodone hydrochloride, which had a broken seal and did not contain oxycodone hydrochloride. The bottle's contents were also replaced with 15 tablets of naproxen. Rite Aid reported to MK that it had received this product through a transaction with MK. On September 15, 2016, Rite Aid alerted MK by email about this discovery of product with missing tablets. Mallinckrodt submitted an illegitimate product notification to FDA (via Form 3911) about the oxycodone hydrochloride, noting that the Rite Aid pharmacy in Waterford "reported that upon opening a bottle of Mallinckrodt Oxycodone 30mg the seal was broken and 100 tablets of Oxycodone 30mg were missing. Fifteen tablets of generic Aleve ([n] aproxen sodium 220mg tablets) manufactured by Amneal Pharmaceuticals were inside the bottle." On October 6, 2016, Rite Aid's pharmacy located in Warren, Michigan, also received illegitimate product, which they reported had been distributed by MK. The pharmacy had ordered five bottles of oxycodone hydrochloride. In three of the bottles they received, all the oxycodone hydrochloride had been removed. These three bottles contained	り，MK社から発送されていると報告している。薬局は，100錠の塩酸オキシコドンと表示されたシールが破損している1本のボトルを受け取ったが，塩酸オキシコドン錠剤は入っていなかった。中身はナプロキセン15錠にすり替えられていた。Rite Aid薬局は，MK社の発送でこの製品を受け取ったとMK社に報告した。2016年9月15日，Rite Aid薬局は，錠剤が入っていない製品が見つかったことをMK社にEメールで通知した。Mallinckrodt社は，ウォーターフォードのRite Aid薬局の「Mallinckrodt オキシコドン30mgのボトルの封印が破られ，開封すると100錠のオキシコドン30mgが入っておらず，Amneal Pharmaceuticals製後発剤Aleve（ナプロキセンナトリウム220mg錠）の15錠が瓶の中に入っていた」との報告に基づき，FDAに不正な医薬品通知（Form 3911）を提出した。 2016年10月6日に，ミシガン州ウォーレンにあるRite Aid薬局も不正な製品を受け取り，これもMK社から配送されていたと報告している。薬局は5本の塩酸オキシコドンを注文した。受け取った3本のボトルは，塩酸オキシコドンが入っていなかった。これら3本の瓶にはナプロキセンとシプロフロキサシン塩酸塩が混ざっていた。Mallinckrodt社は，これらの製品について不正な医薬品通知（Form 3911）をFDAに提出し，「3本のボトルには100錠の塩酸オキシコドン30mg錠がなくなっ

原文	意訳
various combinations of naproxen and ciprofloxacin hydrochloride. Mallinckrodt submitted an illegitimate product notification (via Form 3911) to FDA about these products, noting that "three bottles were missing all 100 tablets of oxycodone hydrochloride 30mg tabs and contained foreign tablets." Your firm's investigation of these three incidents of illegitimate product determined that, because of the lack of evidence of tampering with these packages and the proximity of these three Rite Aid pharmacies, it was likely that the oxycodone hydrochloride was replaced with other product while the packages were in the possession or control of MK. These instances illustrate your firm's failure to have systems in place to enable compliance with the requirements of section 582 (c) (4) of the FD&C Act. After receiving illegitimate product notifications from Rite Aid, your firm was required to respond by identifying all illegitimate product subject to such notification that was in its possession or control, including any product that was subsequently received (section 582 (c) (4) (B) (iii)). MK was then required to quarantine such product within its possession or control from product intended for distribution until such product was dispositioned (section 582 (c) (4) (B) (i) (I)), dispose of any illegitimate	ており，異なる錠剤が入っていた」と報告した。 これらの3つの不正医薬品の事故に対する貴社調査では，容器・表示が改ざんの証拠がないことと，これら3つのRite Aid薬局が近接しているため，MK社の管理下でオキシコドン塩酸塩は他の製品に置き換えられた可能性があると判断した。 これらの事例は，貴社がFD&C法のセクション582 (c) (4) の要件を遵守するためのシステムが，機能していないことを示している。Rite Aid薬局から不正な医薬品通知を受け取った後，貴社はそのような通知を受けて，それに続いて受け取られた製品を含む，その所有または管理下にあるすべての不正な医薬品を検査・識別することを求められた（セクション582 (c) (4)）。(iii))。その後，貴社は，当該製品が処分されるまで（セクション582 (c) (4) (B) (i) (I)），当該製品を販売予定の製品からその所有または管理の範囲内で隔離し（セクション582 (c) (4) (B) (i) (II)），所有または管理の範囲内で不正な製品を処分し（セクション582 (c) (4) (B) (i) (III)，MK社の所有ではないが商取引パートナーがもつ不正な製品を処分するのを援助するための，合理的かつ適切な措置を講じ（セクション582 (c) (4) (B) (i) (III)），24時間以内にFDAおよび当該の不正な製品を受け取った可能性のあるすべての直接取引パートナーに通知することを求められた（セクション582条 (c) (4) (B)

原文	意訳
product within its possession or control (section 582 (c) (4) (B) (i) (II)), take reasonable and appropriate steps to assist trading partners to dispose of illegitimate product not in the possession of MK (section 582 (c) (4) (B) (i) (III)), and notify within 24 hours FDA and all immediate trading partners that may have received such illegitimate product(section 582(c)(4)(B)(ii)). Your firm was also required to keep, for not less than 6 years, records of the disposition of illegitimate product(sections 582(c)(4)(B)(v)). Although your firm conducted an investigation related to these bottles of oxycodone hydrochloride, your firm was unable to demonstrate that you met key obligations under section 582 (c) (4). For example, you did not demonstrate that you identified all illegitimate product subject to the notification, such as by searching for product with the same lot number or NDC, or that you quarantined any such product. Similarly, your firm failed to demonstrate that you notified your immediate trading partners who may have received product with the same lot number or NDC. This is particularly troubling because your firm's investigation noted that the oxycodone hydrochloride was likely replaced with different product at a MK distribution center. Also troubling is that during the FDA inspection of your firm's San Francisco headquarters, a MK representative	(2)(B)(ii)）。貴社はまた，不正な医薬品の処分の記録を6年以上保存しなければならない（セクション582条(c)(4)(B)(v)）。 貴社はこれらのオキシコドン塩酸塩のボトルに関連して調査を行ったが，貴社はセクション582(c)(4)に基づく主要な義務を果たしたことを証明することができなかった。例えば，同じロット番号またはNDCを持つ製品を検索するなどして，通知の対象となるすべての違法な製品を特定したこと，またはそのような製品を隔離したことを証明したわけではない。同様に貴社は，同じロット番号またはNDCの商品を受け取った可能性がある直接の取引先に通知したことを証明できなかった。貴社の調査によると，塩酸オキシコドンはマッケソン流通センターでは他の製品に置き換えられている可能性が高いと指摘されているため，これは特に厄介である。貴社のサンフランシスコ本社に対するFDAの査察中に，MK社の担当者は，盗難または転用された規制物質を含む事件は，会社内のDSCSA検証イベントとして扱われないと述べた。実際，DSCSAは不正製品を「信頼できる証拠から製品が偽造，転用，または盗難にあることを示す製品」であると明示的に定義している。最後に，これらの不正製品の処分を示す記録はない。

原文	意訳
stated that incidents involving stolen or diverted controlled substances are not treated as Drug Supply Chain Security Act (DSCSA) verification events within the firm. In fact, DSCSA explicitly defines illegitimate product to include "a product for which credible evidence shows that the product is counterfeit, diverted, or stolen." Finally, your firm provided no records to demonstrate the disposition of these illegitimate products.	
Example 2: On December 2, 2016, your firm was notified by Albertsons, one of your pharmacy trading partners, that Albertsons "had reported a Suspect Product [Divalproex Sodium Extended-Release Tablets (divalproex), (NDC 16714-0485)] based on the Drug Supply Chain Security Act. The product does not have a lot [number] or expiration date." On December 6, 2016, Albertsons submitted an illegitimate product notification (via Form 3911) to FDA regarding this divalproex. On December 7, 2016, Albertsons submitted another illegitimate product notification to FDA (via Form 3911) concerning another product, Losartan Potassium and Hydrochlorothiazide tablets (losartan) (NDC 16714-0225), that Albertsons had received from your firm with no lot number or expiration date. This notification explained that Albertsons had previously notified MK via email about the problem with the losartan product. On	例2：2016年12月2日，貴社は，取引相手のAlbertsons薬局から「疑いのある製品（ジバルプロエクス徐放性錠（ジバルプロエクス），（NDC 16714-0485））が見つかった」と医薬品サプライチェーンセキュリティ法に基づいて，通知を受け取った。2016年12月6日に，Albertsons薬局はこのジバルプロエクスに関して不正医薬品通知を（Form 3911にて）FDAに提出した。 2016年12月7日，Albertsons薬局は別の製品，ロサルタンカリウムおよびヒドロクロロチアジド錠（ロサルタン）（NDC 16714-0225）に関する別の不正医薬品通知（有効期限／ロット番号がない医薬品）をFDAに連絡した。この通知では，Albertsons薬局がこれまでロサルタン製品に関する問題についてMK社に電子メールで通知していたことを説明している。2016年12月15日に，FDAはAlbertsonsからロット番号と有効期限が欠落している

原文	意訳
December 15, 2016, FDA contacted your firm, stating that FDA had received two Form 3911s from Albertsons regarding divalproex and losartan products that lacked lot numbers and expiration dates on their packages. FDA therefore requested that your firm conduct verification to determine the status of these suspect products, as outlined in section 582(c) (4) (A) (i) of the FD&C Act. In this instance, your firm failed to have systems in place to enable compliance with the verification requirements of section 582(c) (4). Your firm was required to quarantine suspect product from product intended for distribution until such product is cleared or dispositioned, and [2] to promptly conduct an investigation of the suspect product in coordination with trading partners, as applicable, to determine whether the product is illegitimate (section 582 (c) (4) (A) (i)). Your firm was also required to keep for not less than 6 years, records of the investigation of suspect product (section 582 (c) (4) (A) (iii)). Even after both Albertsons and FDA had contacted you regarding this divalproex and losartan, you did not demonstrate that your firm quarantined all such product or conducted an investigation of the suspect product to determine whether the product was illegitimate. After being notified by FDA that Albertsons had submitted Form 3911s for two products (divalproex and losartan) that lacked	ジバルプロエクスおよびロサルタン製品に関して2つのForm 3911を受け取ったことをMK社に連絡した。したがって, FDAは, FD&C法のセクション582(c) (4) (A) (i) に概説されているように, 貴社にこれらの疑わしい製品のステータス判定の検証を行うことを求めた。 このケースで, 貴社は, セクション582(c) (4) の検証要件を遵守するためのシステムを整備することを怠った。貴社は, そのような製品が解消または処分されるまで, その製品を流通される医薬品から隔離し, 該当する場合は取引相手と調整して疑わしい製品の調査を迅速に行い, 製品が不正かどうかを判断する必要があった(第582条 (c) (4) (A) (i))。貴社には, 疑わしい製品の調査記録(セクション582 (c) (4) (A) (iii)) を6年以上保持することも義務づけられていた。 Albertsons薬局とFDAがこのジバルプロエクスとロサルタンに関して貴社に連絡した後でさえも, 貴社がそのようなすべての製品を隔離したり, 疑わしい製品の調査を行って, 不正な医薬品かどうかを判断したことを提示しなかった。 Albertsons薬局が包装にロット番号と有効期限が欠落している2つの製品(ジバルプロエクスとロサルタン) についてForm 3911を提出したことをFDAから通知された後, 貴社は「われわれがロットと有効期限が欠落した2つの製品以外に不正なボトルが倉庫にないことを保証するため

原文	意訳
lot numbers and expiration dates on their packages, your firm acknowledged that "[a]n investigation at MK needs to be completed to assure we have no other bottles on the shelf of the two products that lack the lot and expiration dates… If additional bottles are found to be lacking the lot and expiration, it might be necessary to notify customers who purchased these items to check their inventory as well for product without the lot and expiration." MK provided documentation showing that headquarters sent out a notification to its distribution centers. However, your facility in Wilsonville, Oregon, denied receiving any such quarantine notice, and there was no evidence that such a quarantine notification was present in MK's electronic systems. To comply with section 582(c)(4)(A)(iii), MK is required to keep records of the investigation of suspect product for not less than 6 years. Your firm did subsequently provide what appears to be an inventory listing query, with handwritten notes, that seems to document your inventory check of these products at your Oregon facility. However, the handwritten notes were undated, unsigned, and were not made available to FDA investigators at the Wilsonville, Oregon, facility, which previously denied receiving the notification to quarantine these products. Your firm also did not provide information to demonstrate that quarantine checks were	にMK社での調査を完了する必要がある。もしロットと有効期限が欠落したボトルが新たに見つかった場合は，これらの商品を納入した顧客に通知する必要がある」と認めた。MK社は，本部がその流通センターに通知を送信したことを示す文書を提供した。しかし，オレゴン州ウィルソンビルにあるMK社の施設は，そのような隔離通知を受け取ったことを否定した。そのような隔離通知がMK社の電子システム内に存在したという証拠はなかった。セクション582 (c)（4）（A）（iii）に準拠するために，MK社は6年以上疑わしい製品の調査記録を保管することを要求されている。その後貴社は，オレゴンの施設でこれらの製品の在庫チェックの文書に思われる手書きのメモで，在庫点検の質問であるように見えるものを提供した。しかし手書きのメモは日時がなく，署名されておらず，以前隔離の通知を受け取っていないと供述したオレゴン州ウィルソンビルの施設で，FDAの査察官に示すことはできなかった。また貴社は，貴社の各流通施設で隔離・検査が行われたことを示すための情報を提供していない。

原文	意訳
conducted at each of your firm's distribution facilities.	
Example 3: On or around June 28, 2016, your firm was notified by GlaxoSmithKline (GSK) that a pharmacy reported receiving two sealed bottles of a product labeled as Triumeq (NDC 49702-0231) that in fact contained gemfibrozil. GSK stated that the pharmacy where the product was discovered had purchase orders demonstrating that they purchased the product from MK. On July 8, 2016, GSK notified your firm "that GSK has determined that one bottle each from 2 lots of Triumeq … have been confirmed as illegitimate product under the Drug Supply Chain and [sic] Security Act ('DSCSA'). Both bottles were reported by the Pharmacy who identified the presence of foreign tablets in each sealed Triumeq bottle to have been sourced from MK; therefore, pursuant to the requirement of the DSCSA regarding illegitimate product, we have notified FDA as required and hereby notify MK as a direct trading partner." Once MK received notification from its trading partner, GSK, that a determination had been made that a product was an illegitimate product, MK was required to identify all illegitimate product subject to such notification in MK's possession or control, including any product that is subsequently received (section 582 (c) (4) (B) (iii)). MK was also required	例3：2016年6月28日頃に，貴社はグラクソスミスクライン（GSK）から，実際にはジェムフィブロジルを含んでいるトリーメク（NDC 49702-0231，HIV治療剤）と表示された製品の密封されたボトル2本が薬局で発見されたと通知された。GSKは，製品が発見された薬局にはMK社から製品を購入したことを示す注文書があると述べた。2016年7月8日，GSKは貴社に対し，「GSKは2ロットのトリーメクから1本ずつ，医薬品サプライチェーンおよび治安法（DSCSA）の下で不正な製品として認定されたと判断した。両方のボトルは薬局によって報告されており，薬局は封印された異なる錠剤が入っている各トリーメクボトルはMK社から調達したものと特定した。したがって，GSKは不正な製品に関するDSCSAの要件に従ってFDAに通知し，直接取引相手としてMK社に通知した」と知らせた。 MK社がその取引相手であるGSKから製品が不正な製品であるという決定の通知を受けると，MK社は，MK社の在庫または管理下においてその通知の対象の不正な製品を識別することを要求された（第582条 (c) (4) (B) (iii)）。MK社は，そのような製品を在庫品または管理の範囲内で出荷予定の医薬品から隔離することも要求されていた（第582条 (c) (4) (A)

原文	意訳
to quarantine such product within its possession or control from product intended for distribution (sections 582 (c) (4) (A) (i) (I) and 582 (c) (4) (B) (i) (I)); to disposition any illegitimate product within its possession or control (section 582 (c) (4) (B) (i) (II)); and to take reasonable and appropriate steps to assist trading partners to disposition illegitimate product not in MK's possession (section 582 (c) (4) (B) (i) (III)). Your firm was unable to provide records demonstrating that it met the requirement to identify illegitimate product or subsequent requirements. For example, although your representative stated that you examined your remaining inventory and did not identify product with the same lot number, there was no supporting evidence of this, such as records showing that (1) an illegitimate product notification was issued to distribution centers instructing them to conduct inventory shelf-checks for the reported lot number; (2) inventory shelf-checks were conducted at distribution centers to determine if the firm was in possession or control of the illegitimate product; or (3) a quarantine flag was placed into the firm's system to alert distribution centers in the event they received illegitimate product. MK was therefore unable to determine if the firm was in possession of illegitimate product and to notify trading partners as required.	(i) (I) および582 (c) (4) (B) (i)）。在庫または管理の範囲内にある不正な製品を処分する必要がある(第582条(c) (4) (B) (i) (II))。また，取引相手が所有する，MK社の資産でないが，不正な医薬品の処分を援助するために合理的かつ適切な措置を講じることも求められた（セクション582 (c) (4) (B) (i) (III))。貴社は，不正な製品を検査・確認するための要件，またはその後要件を満たしていることを示す記録を提供することができなかった。例えば，担当者が保管在庫を調べて，同じロット番号の製品はなかったと述べたが，これを裏づける次のような証拠・文書はなかった。 (1) 報告されたロット番号に対して在庫棚チェックを行うよう指示する不正な製品通知の発行。 (2) 企業が違法な製品を所有しているのか，あるいは管理しているのかを判断するために，流通センターで在庫のチェックを実施。 または(3) 不正な製品を受け取った場合にMK社の流通センターに警告するための検査フラグをシステムに設ける。 したがって，MK社は，会社が不正な製品を在庫所有しているかどうかを判断し，必要に応じて取引先に通知することをしなかった。

第**3**章　GDPに関連するWarning Letterの例〜 Drug Supply Chain Security Act ("DSCSA")

【提出されたCAPA計画の評価①】

原文	意訳
Corrective Actions	是正措置
FDA has reviewed your firm's responses to the Form FDA 483 and subsequent correspondence.	FDAは，#483に対する貴社の回答およびそれに続く通信を確認した。
1. Your firm's response to the Form FDA 483 states that while you investigated "incidents related to potential diversion and theft issues … the incidents were not necessarily related to suspect or illegitimate products." This response parallels your representative's statement to FDA investigators at your San Francisco headquarters that incidents involving stolen or diverted controlled substances are not treated as DSCSA verification events within the firm. These statements demonstrate a lack of understanding of the definitions of suspect and illegitimate products, and of your firm's responsibilities when notified of an illegitimate product by a trading partner. All prescription drug products in finished dosage form for administration to a patient [4] – including those containing controlled substances – are subject to DSCSA verification requirements in section 582 (c) (4). Moreover, the statute defines illegitimate product to include "a product for which credible evidence shows that the product is counterfeit, diverted, or stolen." [5] Under the law, your firm must treat incidents involving suspect and illegitimate products as subject	1. #483への貴社の回答は，「潜在的な流用や盗難の問題に関連した事件…疑いのある商品や違法な商品に関連した事件ではない」と述べている。この回答は，貴社のサンフランシスコ本社のFDA査察官に対する貴社の代表者の声明と並行して，盗難または転用された規制物質が関与する事象は，同社内でDSCSA検証事象として扱われないというものである。これらの声明は，取引相手から不正な医薬品について通知された場合の不審または不正な商品の定義，そして貴社の責任に対して，理解が不足していることを示している。管理対象物質を含む，患者へのすべての処方薬製品は，セクション582 (c) (4) のDSCSA検証要件の対象となる。さらに，法律では不正な医薬品を「偽造，転用，または盗難であることを示す信頼できる証拠がある製品」と定義している。法律にもとづき貴社は，規制物質である製品を含む疑わしい製品および違法な製品に関する事象をDSCSAの要求事項の対象として扱わなければならない。

164

1. 米国のヘルスケア企業へのWarning Letter

原文	意訳
to DSCSA requirements, including products that are controlled substances.	

　MK社は，2カ所の施設への査察時に観察された取引先からの納入品の差異に関しての#483の観察事項に対して，事件性がないと主張している。偽造薬の混入，医薬品の数量の不一致は，日常的に起きていることで犯罪が起きたわけではないため，MK社の対応は不十分でないとの回答をFDAに出している。

【提出されたCAPA計画の評価②】

原文	意訳
2. Your firm's response to the Form FDA 483 cannot be evaluated because it lacks sufficient supporting documentation. Your response states that MK plans to make procedural updates to its standard operating procedures, without describing what these updates are or providing new standard operating procedure documents for review. FDA does not have enough information to conclude that future investigations of suspect or illegitimate product by MK will be conducted in a manner compliant with DSCSA. Your firm's response dated November 4, 2018, contains similar information as your previous response; namely regarding updates you have made to various policy documents. Again, however, your firm provided no supporting documentation for review.	#483に対する貴社の回答は，十分な裏づけ書類がないために評価できない。貴社の回答では，SOPを是正して更新することを計画しており，これらの更新が何であるかを説明したり，レビュー用の新しいSOP文書を提供したりしていない。FDAは，MK社による疑わしい製品または不正な製品の将来の調査がDSCSAに準拠した方法で行われると結論づけるのに十分な情報を得ていない。2018年11月4日付の回答には，貴社のさまざまなポリシー文書の更新について前回の回答と同様の情報が含まれている。しかし，貴社はFDAの照査を支持する文書を提供していない。

165

第3章　GDPに関連するWarning Letterの例～ Drug Supply Chain Security Act ("DSCSA")

　　FDAの対応は，「観察事項を改善するという約束は，証拠を合わせて提示すること」を要求するものである。Warning Letterに発展する#483への回答でよくみられる事例で，その場しのぎの対応として，文書の不備，担当者の教育不足に関して，「すぐに改訂，再教育する」と回答するが，実態が伴わない。特に文書の更新，改訂に関しては，実際に行った改訂を文書としてFDAに提出することが求められる。改訂する約束をしながら次回のFDA査察で再度観察される，もしくは類似の観察事項が見つかれば，改訂の実効性，有効性が疑われ，間違いなく#483の観察事項となり，Warning Letterの発出になれば「違反の繰り返し」が明記される。

【提出されたCAPA計画の評価③】

原文	意訳
3. Although your November 4, 2018, response to FDA states that you intend to form a "Product Safety Committee that will be responsible for coordination of all actions related to suspect or illegitimate product," your firm provided no information about the composition of this committee or the procedures under which the committee will function. As a result, your response does not demonstrate how the proposed change will improve MK's compliance with DSCSA verification requirements.	3. 貴社の2018年11月4日のFDAへの回答では，貴社が「疑わしいまたは不正な製品に関連するすべての行動の調整を担当する製品安全委員会」を組織するつもりであると述べているが，委員会の構成，または委員会が機能する手順に関しては情報を提供しなかった。結果として貴社の回答は，提案された変更がMK社のDSCSA検証要件への準拠をどのように改善するかを示していない。

　　医薬品のGMPに関連する法令CFR 210，211でなく，流通にかかわる法令DSCSAを引用しての流通業者へのWarning Letter発出は，このMK社が初めてである。

　　このWarning Letterの特徴は，2018年の査察で観察された違反事項のみならず，2016年の他の州の施設への査察に始まる十数回の査察の結果を考慮しての指摘となっている点である。個々の査察では観察事項として#483，Warning Letterは発出していない。この点は，複数の施設を保有する製薬企業は，グローバルな共通の品質体制の確立と個々の製造所に対するFDAの査察結果を共有化して，共通のCAPAを実施することの必要性を示すものと同様であるといえる。グローバル品質システムでのCAPAが行われていなことへのWarning Letterと類似している。

　　FDAは，「MK社はFDAから求められた拡大調査をしていない，偽造薬・不正医薬品の流通過程への混入を認めていない」との見解を示し，CAPAのやり直しを要求している。MK社が医薬品

166

を卸した薬局から不正な医薬品であると製薬企業に通告があったにもかかわらず，MK社は「流用や盗難の疑いがある問題に関連する事件ではない」と判断して，DSCSAには抵触しないと企業として回答している。そのため，Warning Letterには，「法律では不正な医薬品を"偽造，転用，または盗難にあることを示す信頼できる証拠がある製品"と定義している」といった主旨の記載がなされている。特に査察後，FDA（サンフランシスコ地区）査察官が#483を手交した相手は，法務部長（事務弁護士）であり，法令の専門家である。この時点でMK社は，オピオイド系医薬品の相当数の行方不明，容器の改ざん，偽造薬等が報告されているのを無視していたように思われる。

　MK社はWarning Letterに対して，FDAの求めるCAPAに従って，期限内にWarning Letterに対してのCAPAを提出した模様であり，その回答に関して，ホームページ上に公開している。特に着目したい点は，MK社が一転して査察での観察事項に対して非を認め，会社としてFDAの指摘内容を理解していなかったことをWarning Letterで再認識したことを述べているところだ。
①#483に記述された観察事項に関連する違反事項に関しては説明していなかったことを認めた。
②CAPAに関しての説明が不十分であったことを認めた。
③MK社への監査は，CFRを基準則として理解していたが，DSCSAもそれと同じように準拠せねばならないことを再認識した。特に，オピオイド系の鎮痛薬の不正防止に，責任があることを再認識した。

　Warning Letterでは結論として，DSCSAに関しての準拠の強化策（手順の整備，手順基準書のすべての施設への配備，従業員訓練等）が確実に共有化できるシステムの構築を求められている。

第 4 章

品質リスクマネジメント
プロセスから
CAPAへの展開

　　本章では，第2，第3章で紹介した事例等を踏
まえ，実効性のあるCAPA実施に向けた基本的考
え方を述べる。昨今のGMP運用上の基礎ともいえ
るリスクベースによる手法の重要性を改めて認識し
てほしい。

1 ICH QトリオとCAPA

1.1 ICH Q9, Q10とCAPAの位置づけ

　ICH Q9で示されている品質リスクマネジメントは「医薬品のライフサイクルにわたり，品質に関するリスクの評価，管理，コミュニケーション，レビューのための有機的（systematic）活動」ととらえることができる。

　また，Q8（製剤開発），Q10（医薬品品質システム）とともにQトリオと称されるQ9であるが，3つのガイドラインの関係性は並列ではなく，Q9はQ8，Q10の両ガイドラインを包括するように，開発から商業化までの医薬品ライフサイクルすべてのリスクを最小限にすることを目的としている（図4-1, 4-2）。

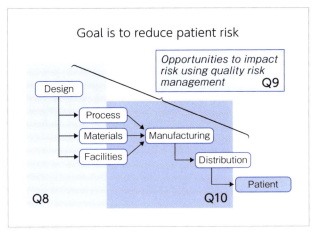

図4-1　ICH Q8，9ならびに10の関係①

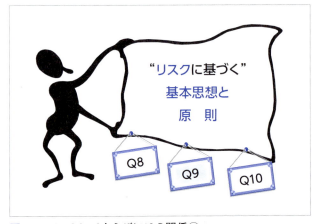

図4-2　ICHQ8，9ならびに10の関係②

日本国内でも，GMP事例集（2013年版）において，CAPAは品質リスクマネジメントの手段ではなく，品質リスクマネジメントの一部とする旨が述べられている。

[問] GMP0-12（品質リスクマネジメント）是正措置及び予防措置（以下「CAPA」という。）を行っているが，品質リスクマネジメントが行われているといえるか。

[答] 品質リスクマネジメントとは，製品ライフサイクルを通じて，医薬品の品質に係るリスクについてのアセスメント，コントロール，コミュニケーション，レビューからなる系統だったプロセスをいう。CAPAが品質リスクマネジメントの一つではなく，CAPAを含めた品質システムの活動の中でこれらのプロセスを活用するべきである。

このことからCAPAの必要性は，ICH Q10で「3.2.2是正措置及び予防措置（CAPA）システム：製薬企業は，苦情，製品不合格，非適合，回収，逸脱，監査，当局の査察及び指摘事項についての調査並びに製造プロセスの稼働性能及び製品品質のモニタリングからの傾向に起因する，是正措置及び予防措置を実施するためのシステムを有さなければならない」に定義されているとおり，"CAPAはリスクマネジメントを行う大きな品質システムに属する"と考えることが妥当であろう。

1.2 リスクマネジメントとCAPAの相互関係

ICH Q9でのリスクマネジメントと，ICH Q10で要求されているCAPAは，品質の向上・患者の利益補完の面で相互関係にある。患者へのリスクは，医薬品の製造・流通過程で，逸脱・事故・苦情等の顕在化して認識できるものと，危険予知・品質システムの見直しによって今後想定される潜在的リスクとに分けられる。今日では，そのリスクの大きさを評価して検出されたリスクを，患者を含むステークホルダーが許容できる大きさに軽減するための活動がCAPAと認識されてきている。日常の品質活動で行われる恒常的活動に対して，リスクマネジメントでは，定期的もしくは要求があったときにCAPAが実施されることが多い。

このため，CAPAは二面性を持っていると考えられている。顕在化したリスクと潜在するリスクに対応するCAPAの手法を例示すると，図4-3, 4-4のように表される。

この2件のCAPA例は，1つは事故・逸脱の発生に対するCAPA，他方は変更計画の段階でのリスク分析とリスク軽減のためのCAPAとなり，その起源は異なるが，最終CAPAの実施内容はほぼ同じになっている。しかしながら，品質・GMPシステムへの影響は大きく異なる。

"事故・逸脱の発生"では，顕在化したリスク（火災）という"事故・逸脱"が起き，施設・原材料（製品）への影響が現実に起きている。

"変更計画の段階でのリスク分析"は，リスクマネジメントの手法で，火災というリスクの発生を事前に評価して，未然に火災を防ぐことで影響が及ぶことを防止できている。

しかし，2件とも危険物の管理に関するシステムの未整備が，根本原因もしくはリスク要因としてあげられている。事故・逸脱の発生に対するCAPAでは，現実にはこの根本原因まで深く調査することは少ない。このため，システムの欠陥に着目して，拡大調査を行い，根本原因を除くCAPAが実施されていないことがFDAの査察でしばしば指摘されている。変更計画の段階でのリスク分析では，管理システム・手順書の準備不足をリスク分析で明らかにすることができる。今後の

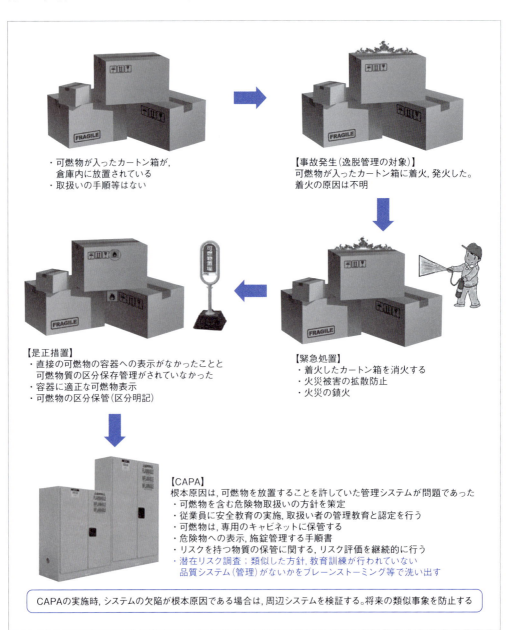

図4-3　逸脱を経て，CAPAの実施

2. リスク分析に基づくCAPAの実施

GMP/QMS運用にあたっては，リスク分析・評価から未然にリスク低減策を実施することが強く期待されている。

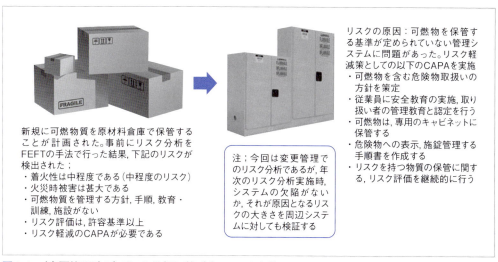

図4-4　（変更管理時の）リスク分析に基づくCAPAの実施

第4章　品質リスクマネジメントプロセスからCAPAへの展開

 リスク分析に基づくCAPAの実施

2.1 根本原因調査の重要性とCAPAのフロー

　FDAは従来の"発生した逸脱・事故を適切に処理するGMP"から，"リスクベースの手法で，逸脱・事故の発生を未然に防ぎ，予防もしくはその影響を最小限にするGMP"へとコンセプトを変更している。このことで，前述の逸脱後のCAPA実施よりも，リスク分析に基づくCAPAの実施が求められている。

　ここで，CAPAの計画時，留意・注意が必要なことは，FDAは逸脱が発生した場合，根本原因を究明，影響（リスク）評価して，その根本原因を排除して，再発が防止できることをCAPAとしている。しかしながら，現実的には，逸脱・事故の発生の対応としてのCAPAに終始していることが多い。本書の第2章および第3章で複数紹介してきたように，FDAの発出した#483，Warning Letterでは，CAPAの対応が不十分であるとの記述が多くみられる。その重要性を示すため，再度以下に事例を紹介する。

Warning Letter: 320-15-06　January 30, 2015

https://www.fda.gov/inspections-compliance-enforcement-and-criminal-investigations/warning-letters/apotex-research-private-limited-437669-01302015

【Warning Letterでの指摘事項】

原文	意訳
4. Your firm failed to follow written procedures applicable to the quality control unit (21 CER 211.22 (d)) and your quality control unit failed to review and approve all drug product production and control records to determine compliance with all established, approved written procedures before a batch is released or distributed (21 CER 211.192). For example: a. Your procedure titled "Quality Unit	4. 貴社は，品質管理部門に適用される文書化された手順（21 CER 211.22 (d)）に従わず，バッチがリリースまたは配布される前に，確立され承認されたすべての手順書の遵守を決定するためにすべての医薬品製造および管理記録を見直し承認していなかった（21 CER 211.192）。 例えば： a.「品質部門の責任」というタイトル（#GPOL-004，2013年7月9日付）の

174

原文	意訳
Responsibility" (#GPOL-004 dated 07/09/2013) states that "any deviation shall be investigated to discover possible causes and prevent possible reoccurrence." Although your written procedure clearly describes the protocols for handling deviations, your quality unit management indicated to our investigator that there were no deviation reports, no OOS investigations, nor any evaluations to address the possible root cause (s) of the deviations/OOSs. Among other failures, your quality unit did not follow your procedures for conducting investigations into the examples listed in citation #1 of this letter.	手順書には,「すべての逸脱は,可能性のある原因を究明して,再発を防止するために調査しなければならない」と記載されている。手順には明確に逸脱を処理するためのプロトコールについて記述があるにもかかわらず,貴社の品質管理部門は,逸脱／OOSの根本原因の評価,逸脱報告,OOS調査報告はないと査察官に表明した。貴社の品質部門は,このWarning Letterの#1に記載されている逸脱の例示の調査を手順どおりに行っていなかった。
Conclusion The foregoing examples are of serious CGMP violations demonstrating that your quality system does not adequately ensure the accuracy and integrity of the data generated at your facility to ensure the safety, effectiveness, and quality of the drug products you manufacture. We found that your quality system failed to ensure the adequate investigation and resolution of quality failures. you failed to investigate OOS results, failed to contemporaneously document The violations cited in this letter are not intended to be an all-inclusive list of violations that exist at your facility. You are responsible for investigating and determining	結論 上記の例は重大なCGMP違反であり,貴社の品質システムが貴社の施設で生成されたデータの正確性と完全性を適切に保証して製造した医薬品の安全性,有効性,品質を保証していないことを示している。貴社の品質システムでは,品質障害の適切な調査と解決を確実にすることができない。貴社はOOS結果を調査することに失敗したと同時に,文書化することに失敗した。 このWarning Letterで指摘されている違反は,貴社の施設に存在するすべての違反を網羅したリストではない。貴社は,上記で特定された違反の原因を調査して特定し,それらの再発およびその他の

原文	意訳
the causes of the violations identified above and for preventing their recurrence and the occurrence of other violations.	違反の発生を防止する責任がある。

現実には，潜在的リスク評価が求められているにもかかわらず，評価を行わない，あるいは最大のリスク軽減効果のある策を採用しない状況が起こり，リスクが現実化（事故・逸脱が発生）す

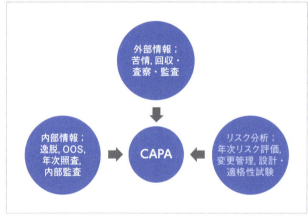

図4-5　CAPAと内外部情報との相関図

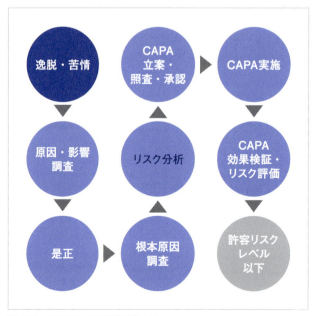

図4-6　CAPA・リスク軽減フロー

ることが，常に懸念されている。前述のように，品質活動としての恒常的なCAPAは，内・外の品質の逸脱情報，リスクが切迫している状況対処として行われるCAPAと，定期的（不定期）な照査で検出される将来予測される危害に基づいたリスクの低減策としてのCAPA，2グループに分類されることがわかる。

図4-5に2つのグループの相関を示す。この相関図からは，リスクマネジメントとCAPAの関係は，卵と鶏の関係に類似していることが読み取れる。QMSでは，変更管理等の重要な品質システムと同様に，CAPA，リスクマネジメントは重要システムである。

CAPAの目的は，究極的には顕在・潜在するリスクを許容できるレベルに低減することに他ならない。リスクの低減策と低減された（残存）リスクの大きさが，品質・安全性に及ぼす影響を，容認できるかの判断がその役割となる。

ICH Q9でのリスクマネジメントと，Q10品質マネジメントでのCAPAは，図4-6のようなフローチャートで表現できる。このフローを運営するには，その他の品質マネジメントシステム，変更管理，適格性，品質照査が関与して，総合的なシステムとして運営される必要がある。

2.2 CAPA計画時のリスクマネジメント

品質活動でCAPAを行うときのリスク分析の起点は，逸脱・苦情であることが多い。逸脱が発生，もしくは苦情の連絡を受領すると，製品品質・安全性への影響調査と再発防止と影響を最小限にするために，リスク分析・評価が行われる。さらに，逸脱・苦情の原因，根本原因調査が行われ，さらに根本原因を除去して再発を防止することを目的とするCAPAが求められる。

CAPAのゴールは当該の逸脱・苦情が再発しないこと，類似の逸脱・苦情の影響を最小限にとどめることでもあるだろう。逸脱・苦情を起こした根本原因（複数の場合もある）を，CAPAを実施することで除去することがゴールであり，さらに類似の逸脱・苦情が発生しないことである。もしくは，類似の逸脱・苦情が発生してもその影響が最小限に抑えられることである。これは，GMP査察における焦点が，"逸脱・苦情をどう解決した"という従来のCAPAから，"残存するリスクがないか，最小限にとどめられる措置がされたかどうかを判断する"リスクベース査察に移行していることによる。当該の逸脱・苦情を起源とする広範囲のCAPAが，CGMPもしくは品質システムを強固なものとしていくことになる。

一般に逸脱を発見した場合，速やかに是正が行われる。多くの場合，この是正を実施したことで「問題を解決」したとして，CAPAを行ったことにしていることが見受けられる。問題の根本的原因を突き止め，再発防止を図ることが最も重要であり，修正（是正）しただけでは，顕在・潜在的リスクは，残ったままの状況である。この根本原因を調査・排除せずに，表面的な（直接原因）に対応する表面的なCAPAが，逸脱・苦情を十分に再発防止できないというリスクを生じさせている。

2.3 CAPAの計画とリスク分析によくある課題

筆者が経験した中では，CAPAの情報管理が手作業ベース（Excel，Wordファイル）で入力された紙の記録で，関連する資料とともに紙ファイルで保存されているケースが多い。

このアーカイブされたCAPA，逸脱は蓄積したデータとなって，リスク分析のためのトレンド分析に利用できる。しかしその利用効率が悪く，類似の逸脱・苦情の情報検索をとおしてのCAPAの質向上への効果が十分に得られない。さらに悪いことに，蓄積したデータが活用されず，同様の逸脱が再発，繰り返されることになる。これは記録を残す，手順書どおりに行うことを目的としたCAPAになってしまっており，本来の再発防止，QMSの向上につながっていないことを意味する。

本書第2章で紹介したように，複数の製造所をもつ製薬企業は，CAPAの情報共有化と共通認識に基づいた実践が求められる。また，CAPAと称して顧客苦情のみを対象にし，是正を記録してCAPA記録にしているケースもあるが現在は，顧客苦情のみならず生産工程等での不適合にも適切な対応が求められている。つまり，逸脱・OOS・苦情のみならず内部監査，外部監査，QC，定期レビュー，マネジメントレビュー等さまざまな場面において，リスク分析を行い，リスクが許容値を超過していればCAPAが導入されなければならないのである。

往々にしてリスク分析評価を，種々のガイドラインに要求されているからといって単独（独立）な品質システムとして行うことがみられる。恒常的に，リスク分析・評価，リスクマネジメント・軽減策としてのCAPAを並行・同時に行わなければならない。

2.4 根本原因調査とリスクマネジメント

逸脱・苦情の直接的原因を排除すれば，修正・是正はできる。その過程で，逸脱・苦情がもっているリスクの大きさ・重篤度を評価して，軽減していく。しかしこうしたリスクは，目に映る顕在化リスクに限られる。リスクマネジメントで求められる，将来に起こる可能性がある潜在的なリスク，いわゆるリスクの源である品質システムの欠陥・根本原因の除去・修正がなされていない。

このため，真の品質リスクは軽減されていないことになるため，逸脱・苦情の根本原因調査と同様に，リスクに関連する根本原因（複数）を，リスクマネジメントで明らかにすることが重要である。さらに潜在的リスク，目には見えないリスクの源，潜在的根本原因を調査することが，リスクマネジメントとして最重要である。

医薬品のライフサイクルを通じて，リスクの軽減の継続が必要である。個々の医薬品がもつリスクの大きさは常に一定ということはなく，各ステージ，規制の変遷に伴うリスク評価基準の変動とも重なって変化している。さらには，軽減策で許容限度以下になったリスクの大きさも，時間とともに徐々に増加する。また基準が変わり許容されなくなることもある。定期的に残存リスクを評価し，増加したリスクを軽減・CAPAを行う必要が出てくる。この対策としては，医薬品のライフサイクルをとおして残存リスクを照査し，定期的な再リスク評価を行い，残存リスクをモニタリングする。また，製造が終了した医薬品，有効期限が終了した医薬品のリスク軽減は忘れがちであるが，患

者のもとにある限りリスク軽減とCAPAは継続されるべきである。

2.5 FDAの狙い

FDAは，"Pharmaceutical CGMPs for the 21st Century"と題するビジョンで，"FDAの使命は，「教育訓練，規制，法施行により患者へのリスクを最小限に抑えること」であるとしている。このためFDAは，「リスクとベネフィットについて，また組織や個人がリスク最小化のためにできることについて，頻繁かつ明瞭にコミュニケーションを行わなくてはならない」と宣言している。この背景には，製薬業界が，新しい品質システムへ転換するには経費がかかるとして，旧態の製造システム，品質システムを維持していることへの憤りであるとも受け取ることができる。

特にFDAは，2002年頃から深刻さを増してきた医薬品の欠品問題，そしてアメリカ国内外の製造所への査察数増加に対する対策として，リスクマネジメントを前面に押し出したリスクベースGMP運用の方針転換を発表した。

その手段として，科学的製造管理としてのPAT，同等性評価プロトコール，医薬品の品質管理に製造科学と品質リスクマネジメントの考え方を含むQbDを促進することに加え，リスクマネジメントを促し拡大しようとしている。

Warning Letter中には，CAPAを行う際，リスク分析を行い，製品への影響，申請内容に関する影響・信頼性を評価すること，当該査察で照査されていない手順・記録類を自己点検で評価することを求めているものも見受けられる。さらに，大きなリスクが発見されれば回収や申請の取り下げ等の強制措置をとることもある。

ここまで本書で述べてきたように，FDAの査察対応においては，CAPAとリスク評価分析が重要な位置づけを占めるが，FDAの最終目的は，「製造所の行うCAPAの結果，残存リスクが，許容範囲にまで減少して，品質・有効性・安全性への影響が最小限にされた医薬品がアメリカの患者に供給される」ことである。

CAPAは，定常作業である逸脱，OOS，苦情の再発防止の品質システムの重要なツールとして用いられる。並行して，非定常である変更管理，リスク評価・マネジメントレビューで発見された許容限界を超えたリスクに対して，そのリスクを軽減するためのツールとしても用いられる。

リスクをゼロにすることは不可能であるため，リスクベースGMPでは，品質・患者への影響（リスク）を最小限にするため，是正と再発防止（CAPA）を最重点として行うことになる。これらを改めて認識し，本書で紹介した#483やWarning Letter発出等の事例を踏まえ，真に実効性のあるCAPA実行につなげてほしい。

索　引

●英数字

ADMINISTRATIVE MEMORANDUM
OF AGREEMENT ············· 150
Burkholderia sp. ··············· 137
CMO ················· 14, 40, 51
Communications with Sponsor ······ 60
Data Integrity and Compliance With Drug
CGMP Questions and Answers ······ 36
DSCSA ·················· 164
Form 3911 ·············· 155, 159
GMP事例集（2013年版）········· 171
ISO 5 ···················· 119
Neisseria sp. ················· 137
Office of Regulatory Affairs ······· 148
Pharmaceutical CGMPs for the 21st
Century ················· 2, 179
process performance qualification
(PPQ) ················· 144
Pseudomonas sp. ··············· 137
Quality Agreement ·········· 60, 105
Quality Unit Authority ········ 40, 46
RABS ···················· 118
re-processing ················ 144
Responsibilities as a Contractor ··· 51, 61

●あ行

アクセス管理 ················ 34
安定性試験 ············· 49, 98, 140
委託主とのコミュニケーション ······· 60
疑わしい製品 ············· 151, 160

オピオイド ············· 110, 153

●か行

外観検査機 ················· 41
回収の手順················· 127
カビ ···················· 140
カプセル充填機··········· 107, 112, 116
環境モニタリング ·············· 48
監査証跡 ······· 15, 25, 32, 35, 92, 104
機器洗浄確認 ··············· 109
キャリーオーバー ············· 115
教育訓練 ·········· 31, 36, 39, 44
強制劣化試験 ··············· 141
苦情処理 ·············· 55, 133
クリーンルーム ··········· 44, 121
見読性···················· 35
交叉汚染 ········· 106, 110, 120, 137
酵母 ···················· 140
コーポレートQA ·············· 65
混合工程 ·················· 143

●さ行

サンプリング ················ 58
残留許容基準 ············· 106, 110
残留溶媒試験 ·············· 21, 87
試験の繰り返し実施 ············· 16
システムアクセス ·············· 33
システム適合性試験 ·········· 36, 72
重要パラメータ ··············· 33
錠剤の厚さ ················· 123

錠剤の重量測定	15	不正アクセス	12, 24, 33
小児用の医薬品	144	不正医薬品	151
スタンドアロン	26, 90	プラントツアー	87, 106
スモーク試験	70	文書管理システム	42
スワブ	108, 111	分析法バリデーション	54, 140
正確性	35, 90, 175	粉末サンプル	54
製造所買収	68	米国麻薬取締局	150
洗浄剤	108	変更管理	55, 177
ソフトウェア	16, 25, 90, 142	保存性	35

●た行

退職者	32
打錠工程	18
試し注入	16, 36, 86
デッドスペース	106
電子データ	34, 90, 104
電子天秤	91
トレーニング記録	41

●ま行

水システム	136
目視検査	107, 114

●や行

ユースポイント	138
溶出試験	52, 123, 130, 133

●な行

生データ	20, 22, 32, 43, 89

●ら行

ラボノート	32

●は行

バイアル	118
バイオバーデン	136
バックアップファイル	32
微生物汚染	69, 118
微生物試験室	44
品質試験室	12, 15, 19, 20, 46, 84, 92, 104
ファーマコビジランス	125, 132

著者略歴

古澤 久仁彦（ふるざわ くにひこ）

1978年住友化学工業に入社。農薬の創薬，安全性評価・開発登録等に従事。
2004年に三井農林に入社しAPIの製造部門にてFDA対応等を歴任。
2010年からテバ製薬の信頼性保証部門にてGMPコンプライアンス・グローバル
GMP監査を担当。2014年退社。
その後フリーランスのGMPコンサルタントとして活動。

続 事例に学ぶCAPAとその実践
#483からWarning Letter発出までの経過を読み解く

定価　本体6,000円（税別）

2019年7月29日　発　行

編　集　　古澤 久仁彦

発行人　　武田 正一郎

発行所　　株式会社 じほう

　　　　101-8421　東京都千代田区神田猿楽町1-5-15（猿楽町SSビル）
　　　　電話　編集　03-3233-6361　販売　03-3233-6333
　　　　振替　00190-0-900481
　　　　＜大阪支局＞
　　　　541-0044　大阪市中央区伏見町2-1-1（三井住友銀行高麗橋ビル）
　　　　電話　06-6231-7061

©2019　　　　　　　　　　組版　(有)アロンデザイン　　印刷　(株)暁印刷
Printed in Japan

本書の複写にかかる複製，上映，譲渡，公衆送信（送信可能化を含む）の各権利は
株式会社じほうが管理の委託を受けています。

JCOPY ＜出版者著作権管理機構 委託出版物＞
本書の無断複製は著作権法上での例外を除き禁じられています。
複製される場合は，そのつど事前に，出版者著作権管理機構（電話 03-5244-5088，
FAX 03-5244-5089，e-mail：info@jcopy.or.jp）の許諾を得てください。

万一落丁，乱丁の場合は，お取替えいたします。
ISBN 978-4-8407-5208-4